从陌生到精通：新生儿养护必读

方玉琦　王　蓉　主编

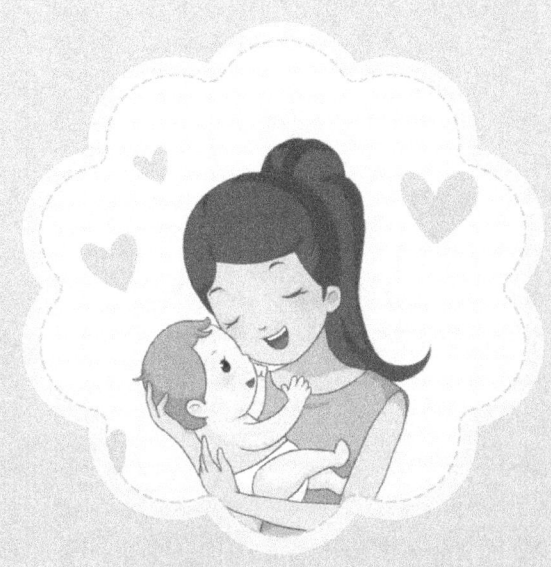

学苑出版社

图书在版编目（CIP）数据

从陌生到精通：新生儿养护必读 / 方玉琦，王蓉主编 . -- 北京：学苑出版社，2024. 10. -- ISBN 978-7-5077-7055-1

Ⅰ . R174-62

中国国家版本馆 CIP 数据核字第 20243Y8R85 号

出 版 人：	洪文雄
责任编辑：	黄小龙
出版发行：	学苑出版社
社　　址：	北京市丰台区南方庄 2 号院 1 号楼
邮政编码：	100079
网　　址：	www.book001.com
电子邮箱：	xueyuanpress@163.com
联系电话：	010-67601101（营销部）、010-67603091（总编室）
印 刷 厂：	北京虎彩文化传播有限公司
开本尺寸：	710 mm × 1000 mm　1/16
印　　张：	10
字　　数：	152 千字
版　　次：	2024 年 10 月第 1 版
印　　次：	2024 年 10 月第 1 次印刷
定　　价：	68.00 元

本书编写人员

主　编

方玉琦　王　蓉

副主编

李晓莉　陈玮璐　张宏美　蒋　轶　尹　转

编　委

（以姓氏笔画为序）

王　星	王　娟	邓凤良	左　娟	朱　舟	向秋红
汤华玉	许国辉	孙　涛	杨　佳	杨向意	杨红梅
杨碧云	肖　佩	吴贤琳	邱　敏	何　唯	何燕娟
邹丽君	张　乐	张　赛	陈　桃	欧阳弦	罗月湘
单鸿杰	赵　丹	胡桃艳	柏　丽	侯娟玲	姜芳芳
夏　菁	黄　芳	黄　惠	黄宁君	越　艳	喻艺梅
舒　琴	楚　丹	解若彬	蔡丽霞	熊丽芳	瞿　俊

前　言

在迎接新生命的喜悦中，新手父母们常常面临着如何更好地照顾和呵护宝宝的挑战。本书旨在为新手父母提供一系列关于新生儿护理的实用指南，内容涵盖了袋鼠式护理、喂奶的姿势、宝宝呛奶的处理、母婴分离的照护、新生儿沐浴以及新生儿抚触等方面，旨在帮助父母们更好地理解和应对新生儿护理中的各种问题。

第一章"袋鼠式护理"介绍了一种独特的护理方式，它强调了母婴之间肌肤相亲的重要性，并通过实际操作的指导，让父母们能够在家中轻松实施。同时，针对实施过程中可能遇到的问题，它也提供了详细的解答。

第二章"喂奶的姿势"详细介绍了正确的喂奶姿势，包括喂奶前的准备、喂奶过程中的注意事项以及喂奶的知识要点。正确的喂奶姿势不仅有助于宝宝更好地吸收营养，还能增进亲子关系。

第三章"宝宝呛奶的处理"针对宝宝在喂奶过程中可能出现的呛奶问题，提供了紧急处理方法和预防措施，帮助父母们有效应对这一突发状况。

第四章"母婴分离的照护"则关注于那些因各种原因无法与宝宝直接接触的母亲，为她们提供关于如何维持泌乳、获取乳汁以及母乳储存、解冻与复温的实用建议。

从陌生到精通：新生儿养护必读

第五章"新生儿沐浴"指导父母们如何为新生儿进行沐浴，包括沐浴前的准备、沐浴过程中的注意事项以及沐浴后的护理。通过正确的沐浴方式，可以保持宝宝的皮肤清洁，预防皮肤疾病。

第六章"新生儿抚触"说明了抚触对新生儿的重要性，并提供具体的抚触方法和实施过程中的问题解答。抚触不仅可以促进宝宝的身体发育，还能增进亲子关系，给宝宝带来安全感。

希望本书能够成为新手父母们的宝贵资源，帮助你们更好地照顾和呵护宝宝，让每一个宝宝都能健康快乐地成长。

编者

2024 年 7 月

目 录

第一章 袋鼠式护理 / 01

第一节 概述 / 03

第二节 袋鼠式护理的实施 / 08

第三节 实施袋鼠式护理问题解答 / 17

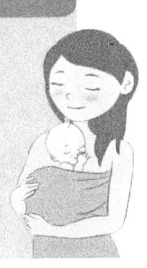

第二章 喂奶的姿势 / 25

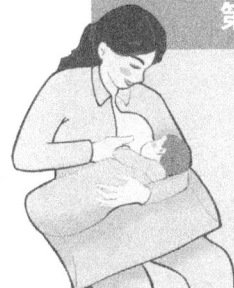

第一节 概述 / 27

第二节 正确的喂奶姿势 / 30

第三节 喂奶姿势问题解答 / 37

第三章 宝宝呛奶的处理 / 43

第一节 概述 / 45

第二节 宝宝呛奶的紧急处理 / 49

第三节 呛奶的预防 / 56

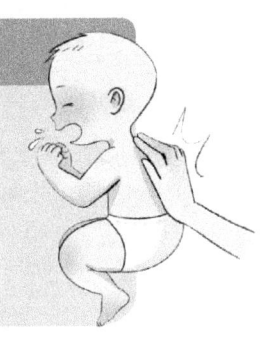

第四章 母婴分离的照护 / 63

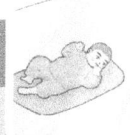
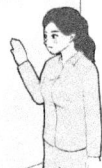

第一节 概述 / 65

第二节 泌乳的支持行为 / 67

第三节 母婴分离时帮助妈妈获得乳汁的方法 / 69

第四节 母乳的储存、解冻与复温 / 78

第五章 新生儿沐浴 / 87

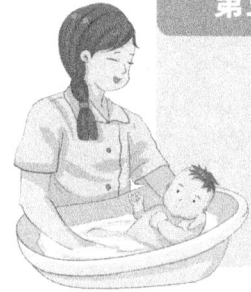

第一节 概述 / 89

第二节 新生儿沐浴的方法 / 92

第三节 新生儿沐浴问题解答 / 97

第六章 新生儿抚触 / 107

第一节 概述 / 109

第二节 宝宝抚触的方法 / 111

第三节 实施宝宝抚触问题解答 / 117

附 录 / 121

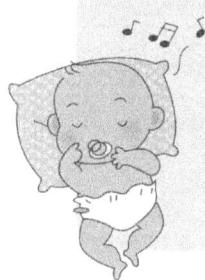

附录一 洗手 / 123

附录二 宝宝奶具的清洁与消毒 / 127

附录三 家庭常用消毒剂 / 128

附录四 3岁以下婴幼儿健康养育照护指南（试行）/ 132

第一章
袋鼠式护理

第一节　概述
第二节　袋鼠式护理的实施
第三节　实施袋鼠式护理问题解答

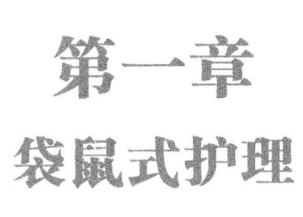

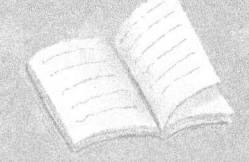

从陌生到精通：新生儿养护必读

第一节 概述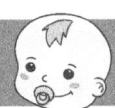

一、袋鼠式护理的兴起

20世纪70年代，哥伦比亚部分地区因经济条件限制，医院保温箱的数量极其匮乏，导致很多婴儿死亡。儿科医生Rey和Martinez为了挽救早产儿的生命，受有袋动物（如袋鼠）的启发，提出并开展了袋鼠式护理的首次尝试。

袋鼠式护理作为一种替代方案，主要用于早产儿，以解决医院暖箱不足的情况。在经过近20年的实践和研究后，人们发现袋鼠式护理不只是暖箱的替代方法，而且是一种可以有效维持体温、利于母乳喂养、防止感染和刺激、获得安全和爱的适用于所有新生儿的护理方法。很多发展中国家和发达国家开展的袋鼠式护理研究显示，它可以降低早产/低出生体重儿的死亡率和发病率，且对早产儿的父母都有帮助，增加了母亲们的自信心、自尊心和成就感。

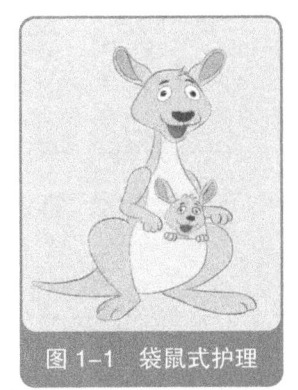

图1-1 袋鼠式护理

实践证明，袋鼠式护理方式既能维持婴儿的体温，又能让妈妈对婴儿进行母乳喂养，从而挽救早产儿的生命。后来，这种护理方式被联合国儿童基金会认可，并公开推广，广泛适用于多年龄段的婴儿。

二、什么是袋鼠式护理

袋鼠式护理又称皮肤接触护理，是20世纪80年代初发展起来的、主要针对早期新生儿的一种护理方式。其定义为：住院或较早出院的低出生体重儿在出生早期即同父母进行一段时间的皮肤接触，并坚持此种方式到纠正胎龄至40周时。

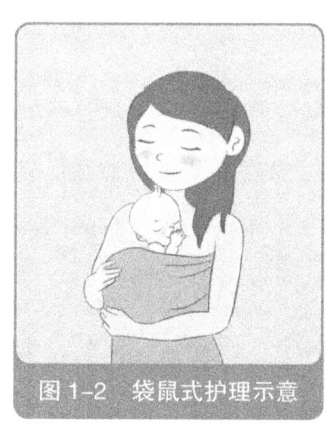

图1-2 袋鼠式护理示意

通俗地讲，袋鼠式护理是指婴儿的父母，以类似袋鼠、无尾熊等有袋动物照顾幼儿的方式，将婴儿直立式地贴在父亲和母亲的胸口，使婴儿与父母的皮肤紧密接触，为其提供所需的温暖及安全感。袋鼠式护理虽然是主要针对早产儿和低重儿的一种护理方式，但同样适用于足月宝宝，是建立早期亲子关系的一大法宝。

三、袋鼠式护理的益处

 1 对宝宝的益处

（1）对宝宝心理方面的影响

①在进行袋鼠式护理时，婴儿可以听着父母的说话及心跳声，伴随着父母呼吸时的缓慢韵律摇晃，婴儿感觉处于类似子宫的环境，似乎回到了阔别已久的"旧居"，宝宝会感觉安逸、安全、安心。

②父母的怀抱温暖、温馨，为宝宝提供了包围感及踏实感，不仅能让婴儿暂时远离医疗仪器的刺激，更能让其体会到来自父母的无限关爱。

（2）对宝宝生理方面的影响

袋鼠式护理对婴儿有一种安抚作用，可以减少婴儿躁动不安及哭泣的频率，稳定婴儿的心肺功能。在与父母的肌肤接触中，婴儿体温稳定，心率正常，呼吸暂停和心跳迟缓发生较少，可以帮助婴儿安静睡眠，有助于婴儿生长激素的分泌。

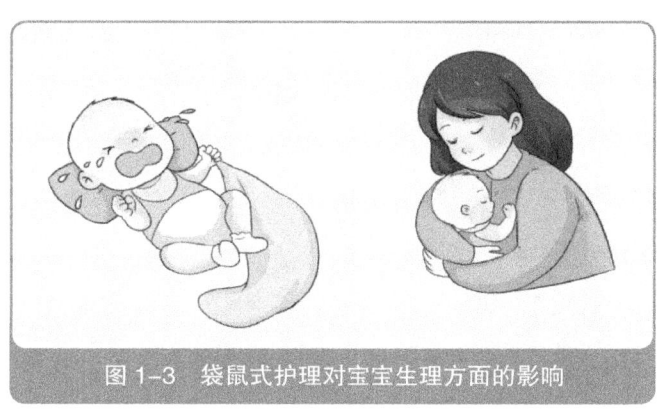

图1-3　袋鼠式护理对宝宝生理方面的影响

（3）对宝宝行为方面的影响

袋鼠式护理可以明显减轻婴儿的紧张情绪，使婴儿疼痛减少，表现安静，保存能量，有助于其体重的增加。

（4）对宝宝神经系统成熟的影响

袋鼠式护理有助于促进婴儿神经系统成熟，特别是在大脑和行为建立联系的特殊时期，袋鼠式护理能对神经功能等有长期的正向效果。

（5）对宝宝认知发展的影响

自我调节能力的增长是婴儿认知发展的中心环节。袋鼠式护理能为婴儿提供与父母肌肤接触的机会，有利于建立良好的亲子关系，而良好的亲子关系会支持婴儿的成长并为其探索、学习、发展认知提供安全保障。

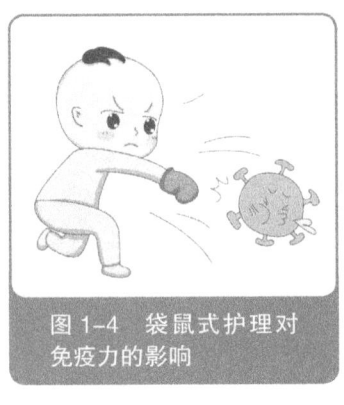

图1-4 袋鼠式护理对免疫力的影响

（6）对宝宝免疫力的影响

在护理过程中，婴儿与父母肌肤接触，有助于其减少体热及水分散失，同时还可以产生正常菌群，提升宝宝的免疫力。

（7）对宝宝其他方面的影响

袋鼠式护理使婴儿的清醒时间变长，可以增加亲子互动，提升母乳哺喂概率及成功率；同时，也能缩短婴儿住院时间，降低发病率和死亡率。

2 对妈妈的益处

（1）提高妈妈泌乳素分泌水平

肌肤接触是产后妈妈哺乳期的刺激源之一。母乳由蛋白质、酶、微量元素、脂肪等组成，不仅营养丰富，还能降低婴儿感染疾病的风险。但是在面临挤奶困难时，很多妈妈经常放弃母乳喂养。袋鼠式护理提供了母婴肌肤接触的机会，能提高妈妈泌乳素的分泌水平，进而促进乳汁的分泌。

（2）增加母婴交流，提高照顾水平

在袋鼠式护理中，母婴肌肤接触，妈妈非常熟悉宝宝的需要，这可以增进母婴之间的交流与感情，提高妈妈照顾婴儿的水平，从而缩短住院时间。

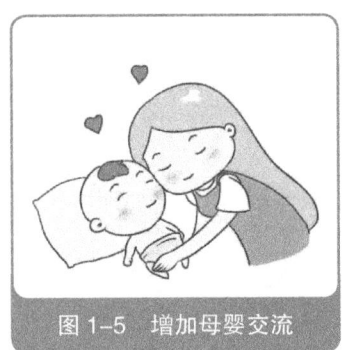

图1-5 增加母婴交流

（3）缓解焦虑，增加自信

母婴肌肤接触提高了妈妈垂体后叶素的分泌水平。垂体后叶素的作用是缓解紧张和抑郁，有利于妈妈缓解焦虑，增加自信。同时，通过袋鼠式护理母子互动大大地改善了母亲焦虑、紧张的情绪，使产后抑郁症的发生概率大大降低。

（4）学习了护理宝宝的技巧

母亲在袋鼠式护理过程中学习并掌握的部分基本的宝宝生活护理方法，不仅能减轻护理人员的负担，还能将良好的健康行为（如母乳喂养、婴儿抚触等）延续到家庭护理当中。

3 对医护人员的益处

袋鼠式护理增加了家属与医务人员沟通的机会，医务人员能给予家属有针对性的健康教育，促进了家属对患儿病情的了解，增强了家属对医院、医护人员的信任，也避免了一些因沟通不良造成的误会，大大改善了医患关系。

4 对社会的益处

（1）可以减少患者家庭的医疗费用。

（2）减少医疗资源的浪费，节约医疗成本。

（3）促进住院宝宝早日康复，早日出院，降低宝宝再住院率。

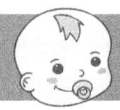 ## 第二节　袋鼠式护理的实施

一、袋鼠式护理的参与对象

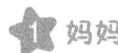 **妈妈**

根据袋鼠式护理的英文名称，不难看出，最初它是依托妈妈而开展的护理，妈妈可以提供母乳喂养，与婴儿的关系最为密切，是袋鼠式护理的最佳实施者。每一位妈妈都可提供袋鼠式护理，不论年龄，教育、文化程度如何，只要身体健康就可以实施。

爸爸

随着社会的发展，爸爸在婴儿的抚育过程中扮演的角色也越来越重要。爸爸虽然不能直接提供母乳喂养，但是也发挥着重要的作用。爸爸可以代替妈妈进行袋鼠式护理，在护理中也可以与婴儿建立起正向情感交流。

其他人员

袋鼠式护理虽然对婴儿的作用很大，但长期连续的袋鼠式护理对实施者身体素质的

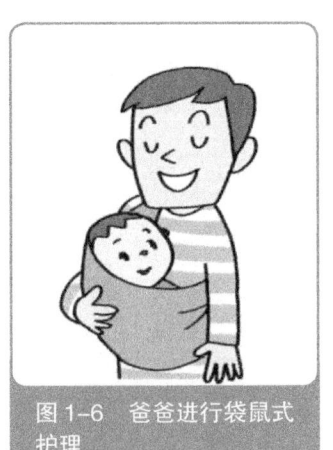

图1-6　爸爸进行袋鼠式护理

第一章 袋鼠式护理

要求很高,常常让父母身心疲劳。其他家庭成员、医务人员等也可以为婴儿进行袋鼠式护理。袋鼠式护理对其他人员的身体健康状况也有着同样的要求。

二、袋鼠式护理的准备

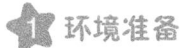

(1)袋鼠式护理不需要特殊的环境,医院或家中均可。只需要环境安静清洁、无尘无烟无异味。有条件者可在独立的房间进行,以便保护隐私,在住院期间,如果是双人房,可用帘子相对隔开。母亲们可以彼此分享经验,相互支持。

(2)对室温要求较高,需要维持在26℃左右,防止宝宝体温下降过快。

(3)对光线和音量的要求较高。调暗光线,根据昼夜自然光线调节亮度,培养宝宝感觉昼夜的能力;室内音量尽量保持在60分贝以下。

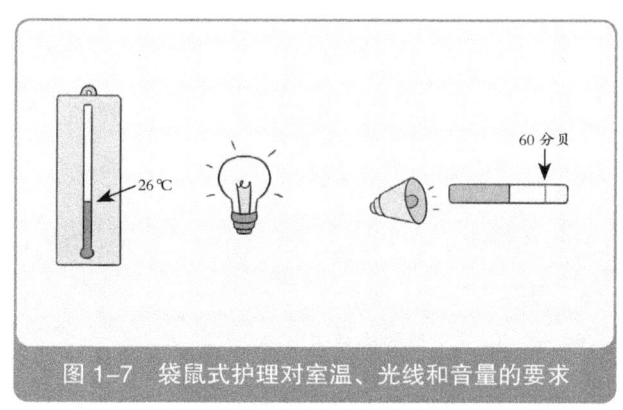

图 1-7 袋鼠式护理对室温、光线和音量的要求

(4)婴儿保温箱或小床摆放在房间一侧,另一侧摆放躺椅及脚凳。

(5)需要备好支撑身体的支托。

(6)为了便于全方面观察宝宝,可以准备一面镜子。

(7)需要远离电源、尖锐物体等,避免宝宝受伤。

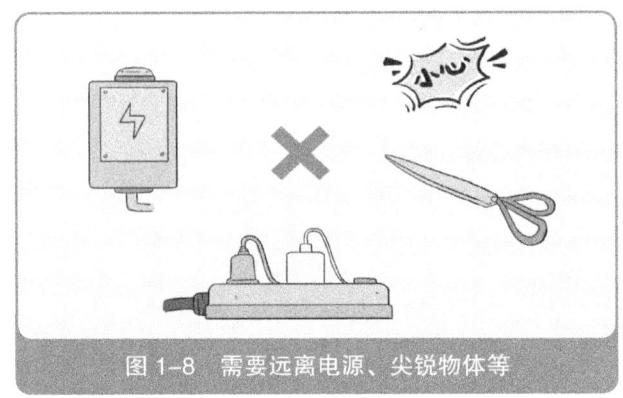
图1-8 需要远离电源、尖锐物体等

（8）若在住院期间进行袋鼠式护理，要备好心电监护仪、氧气瓶、负压吸引器等抢救设备。

2 用物准备

袋鼠式护理需要的专门物件是绑带，母亲可以用它把婴儿安全地抱在胸前，在双手能自由活动的同时维持着与宝宝皮肤相接触的状态。

室内要有柔软舒适的椅子（最好椅子可调节位置以便母亲喂母乳时采取舒适的体位和角度）、轻柔的音乐、靠枕数个、保暖烤灯、毛毯、搁脚小凳；新生儿尿裤、帽子、母乳喂养的垫巾等。

此外，还需间接母乳喂养的用具，如奶瓶、吸管、勺子、吸奶泵等。

3 妈妈准备

（1）妈妈应保持轻松愉悦的心情，避免不良情绪感染宝宝。

（2）在开始袋鼠式护理前，妈妈应完成进食、适量饮水、排空大小便，保持最佳状态，避免因自身的原因影响对宝宝的护理。

（3）妈妈的穿着打扮、个人清洁也很重要。护理前应洗澡，穿清洁、宽松、棉质的前开式衣服，取下手表、手链。

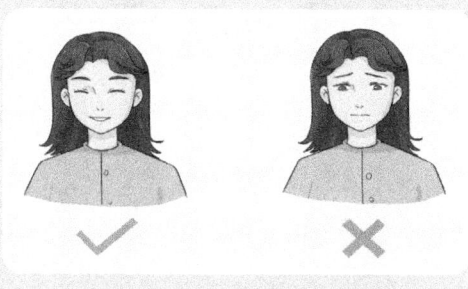
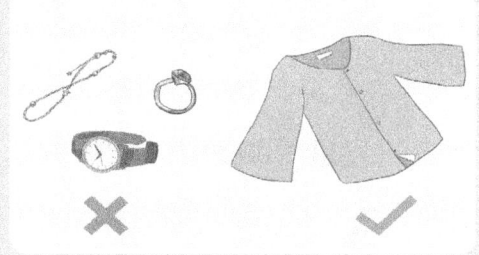

图1-9 妈妈应保持良好的心情　　图1-10 袋鼠式护理穿戴要求

（4）如果皮肤有伤口或者身体不适，妈妈应暂缓袋鼠式护理，或向医护人员寻求指导，避免将疾病传染给宝宝。

（5）袋鼠式护理中，妈妈的手与宝宝的接触频率很高，应注意用七步洗手法，保持手部清洁卫生。

（6）要总结每次护理的经验，逐步学会观察宝宝的行为，了解其舒适和不适的暗示。

（7）确保妈妈充足的休息和睡眠也是非常关键的。

4 宝宝准备

（1）应为宝宝更换新的尿布，以增加袋鼠式护理中与妈妈肌肤接触的面积。

（2）当宝宝处于恢复期，但仍需治疗（静脉输液、低浓度吸氧）时，可进行短时间的袋鼠式护理，而持续的袋鼠式护理需要在婴儿情况稳定、不吸氧能自主呼吸的情况下进行。

（3）袋鼠式护理时婴儿不需要穿过多的衣服，除了穿着尿裤、帽子和袜子，其余部位都是赤裸地维持袋鼠式护理姿势。如果环境温度在22℃以下，婴儿应穿一件无袖的棉质内衣，正面裸露，面部、胸部、腹部、手臂、腿部能和母亲的胸部和腹部保持皮肤接触。

三、袋鼠式护理的操作

1 妈妈姿势

妈妈半躺在椅子或沙发上，调整好姿势，取舒适体位，将上衣敞开。

2 宝宝姿势

宝宝趴睡于妈妈胸前，头部向上，妈妈用手臂支托宝宝的臀部和背部，宝宝的脸、胸、手臂、腹部、腿和妈妈胸腹部的皮肤保持接触，头偏向一侧。

3 宝宝反应

当宝宝出现觅食反射时，妈妈可尝试哺乳。若宝宝面色改变、呼吸急促、皮肤变冷，应立即停止袋鼠式护理。

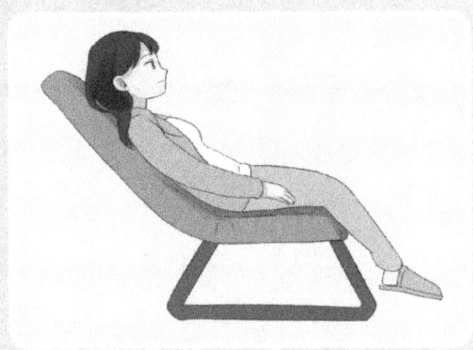

图1-11 妈妈姿势

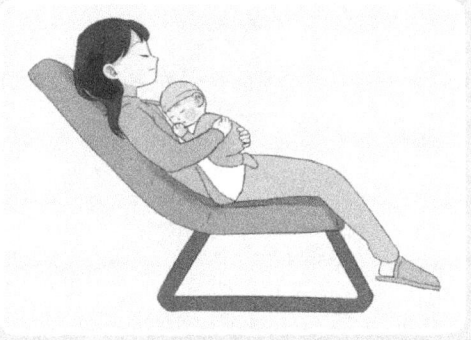

图1-12 宝宝姿势

第一章 袋鼠式护理

4 时间要求

初次进行袋鼠式护理时,可先熟悉10～15分钟,然后再正式开始,可以慢慢延长时间,至父母和宝宝都感到满意。

5 其他

实施过程中应鼓励妈妈对宝宝说话,给宝宝唱儿歌,促进母婴之间的情感交流。应确保宝宝及妈妈体位舒适,必要时为宝宝盖上小毛毯以保持宝宝体温。

由专职护理人员对妈妈进行手把手的婴儿护理指导,如心理护理、病情观察、喂养指导等。

四、袋鼠式护理的注意事项

1 袋鼠式护理开始的时间

过早或过晚开始袋鼠式护理都不是正确的做法。对于胎龄过小、体重过低的早产儿,应根据宝宝的具体身体情况加以判断,此外,还需要考虑妈妈的身体状况。一般而言,宝宝身体状况稳定,妈妈身体健康,方可开始袋鼠式护理。

2 袋鼠式护理的姿势

进行袋鼠式护理时,妈妈一般采取半躺式姿势,把宝宝以直立或60°放置在妈妈胸部,一般放置于两乳之间。宝宝头转向一侧,这样有利于保持气道打开的状态。妈妈抱住宝宝的姿势也很重要,一手扶住头颈肩部,另一手托住臀背部,使宝宝的面部、胸部、腹部、手臂和腿部与妈妈的胸部和腹部紧密贴合。在整个护理的过程中,妈妈尤其要注意宝宝的保暖,可以适当盖毛毯,保持室温恒定。

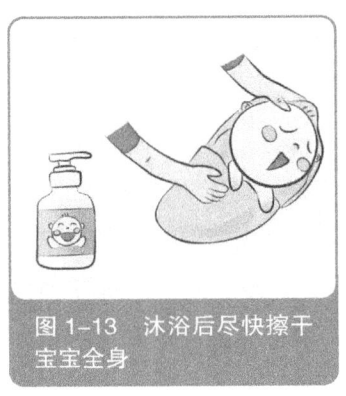

图 1-13 沐浴后尽快擦干宝宝全身

3 宝宝的护理

（1）大部分必要的护理可以在袋鼠式护理中进行，包括母乳喂养，但为宝宝换尿裤、清洁卫生及护理脐带必须离开皮肤接触。

（2）不建议宝宝每日沐浴，如必需时应保证水的温度适宜（37～40℃），沐浴时间要短，沐浴完后尽快擦干宝宝全身，为其穿上保暖的衣服，尽快回到妈妈怀里进行袋鼠式护理。

4 妈妈的注意事项

（1）妈妈可以带着宝宝做一些自己喜欢的事情，可以站着、坐着、散步等，但是妈妈必须做好一些基本要求，如注重个人卫生、保持清洁、戒烟等，还需要进行规律的哺乳。

（2）妈妈最好和袋鼠式护理中的宝宝用平躺或抬高15°～30°的半卧位姿势一起睡觉，可以使用可调节高低的床，也可以用枕头垫高的方法。

（3）母亲有传染性疾病的情况下需要暂停或中止袋鼠式护理。

（4）如果天气比较炎热，妈妈身体出汗严重，应做好身体清洁。

（5）有些妈妈会忽视与宝宝的情感交流，任由宝宝趴在胸前，自己玩手机，忽视宝宝的各种细微动作和需求。这样的做法会影响妈妈与宝宝建立感情。

（6）在医院进行袋鼠式护理时，有些妈妈会只顾着与其他妈妈交流宝宝情况而大声说话，这样会干扰宝宝安静睡眠，影响病房内的秩序。

（7）有些妈妈缺乏袋鼠式护理的各种经验，会产生焦虑心理，这也会

第一章　袋鼠式护理

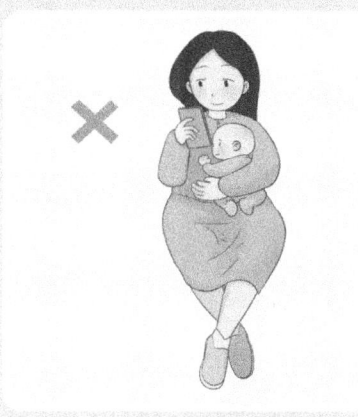

图1-14　妈妈不能看手机，忽视与宝宝的情感交流

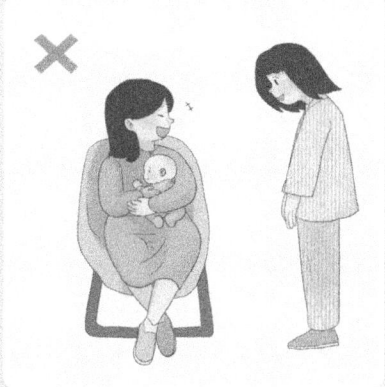

图1-15　妈妈不能大声说话，干扰宝宝安静睡眠

影响护理的效果。

（8）妈妈要做好环境控制，周围尽量不要有电话，避免突然响起的电话铃声吵到宝宝，手机也要保持静音。

5 其他注意事项

（1）分时间与观察两个方面。

①时间：进行袋鼠式护理的时间，一般情况下不能少于60分钟。如果频繁进行体位变化，会给宝宝带来很大的干扰，影响护理的效果。

②观察：妈妈应留心观察宝宝的各种表现，读懂宝宝的各种暗示，还需要根据宝宝的反应判断是否需要进行母乳喂养。

妈妈尤其要留意宝宝是否有以下情形：宝宝的呼吸非常快或非常慢、呼吸困难、呻吟、长时间呼吸暂停；宝宝低体温，嗜睡，不吃、呕吐或腹泻。一旦发现宝宝出现这些情况或其他异常，要第一时间寻求医护人员的帮助。

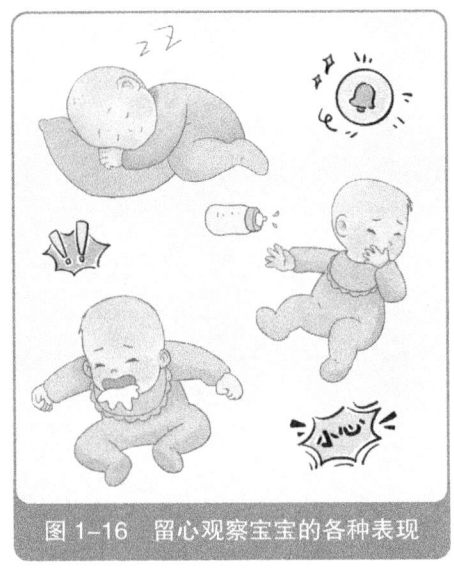

图 1-16 留心观察宝宝的各种表现

（2）妈妈在进行袋鼠式护理时，家庭和医院的协同、帮助和指导也是非常重要的。

（3）家人进出房门时尽量轻手轻脚，做到开门轻，关门轻，走路轻，说话轻，避免发出大的动静，影响宝宝。

第三节 实施袋鼠式护理问题解答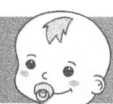

一、在袋鼠式护理实施中出现低体温,怎么办?

1 预防措施

(1)袋鼠式护理前调节室温至 24~26℃。

(2)在寒冷的冬季,父母及家人接触宝宝要先预热双手。

(3)将宝宝抱至胸前需注意保暖,特别是头部的保暖,必要时戴小绒帽。

(4)必要时监测体温,每 6 小时测量腋窝温度,直到连续 3 天体温正常(36~37℃)。

(5)避免频繁地更换体位,避免中断与母亲的皮肤接触。

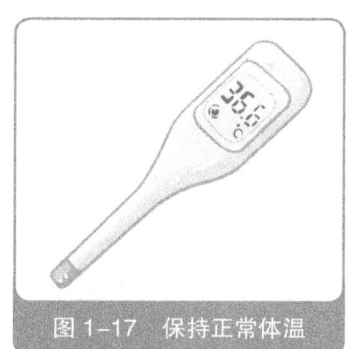

图 1-17 保持正常体温

2 处理措施

(1)发现宝宝出现低体温应及时为其复温,如用一条毛毯包裹宝宝等。

(2)确保母亲处于温暖的环境中。

(3)体温监测,每小时测量宝宝体温 1 次,直至恢复正常体温。

（4）寻找宝宝低体温的原因。如没有发现明显的原因，但仍持续低体温，或复温3小时后仍体温不正常，需要考虑感染的可能，需暂时停止袋鼠式护理。

二、早产儿喂养不足怎么办？

母亲母乳喂养早产儿是一项挑战，胎龄在32周以上的早产儿已经能够吸吮乳头，但一开始可能只能含住及舔一舔乳头，或者吸得很少，因此可能出现母乳喂养不足的情况。

⭐ 预防措施

（1）胎龄小、不能吸吮的早产儿通常需要通过胃管来喂养，可以将母乳通过胃管喂给早产儿，同时让其吸吮母亲的手指；也可以用小勺子进行喂养，但小勺子喂养时无法继续袋鼠式护理，需要为早产儿裹上温暖的毯子，在喂养结束后立即回到袋鼠式护理体位。

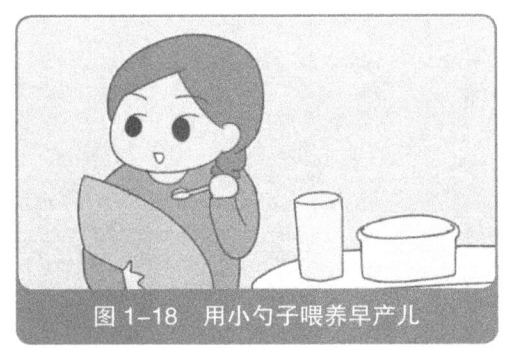

图1-18 用小勺子喂养早产儿

（2）将母乳直接挤进早产儿的口中，这样就不用将宝宝从袋鼠式护理的体位中移出来。对胎龄或日龄较大的早产儿，可让其直接在母亲的乳头上吸吮，同时也需要密切观察其小便量和体重增长情况。

第一章　袋鼠式护理

（3）为了避免喂养不足，也需要给予母亲极大的支持、鼓励来建立和维持泌乳，特别是初产妇、极早早产儿的母亲。

2 处理措施

已经发生的喂养不足往往表现出体重不增、尿量减少、精神反应较差甚至低血糖的情况。因此，需要根据早产儿喂养不足的原因采取不同的补充喂养的方法，如鼻饲、滴管滴入、小勺喂养、胃肠外营养等；且应密切观察体重增长情况，判断喂养是否耐受。

三、家长紧张怎么办？

1 预防措施

在进行袋鼠式护理前，向家长介绍袋鼠式护理的原理和意义，列举成功的案例，以减轻家长的紧张情绪；利用玩具小人对家长进行抱姿、体位、面色观察、呼吸观察等操作的培训，增加家长护理的信心。

2 处理措施

家长出现紧张情绪时，护士需进行耐心的讲解和示范，协助家长完成入座、搂抱等操作，特别是对于体重较轻的早产儿，家长常表现出异常小心谨慎，需告知家长放松情绪可让患儿感觉舒适，适当的鼓励和表扬可让家长产生自信。对体重轻的早产儿，家长不能直接观察到新生儿面部时，可让家长手持小镜子，利用镜面影像观察新生儿的面色和反应。

四、在实施中，宝宝出现哪些征象，提示宝宝病情危急，应立即就诊？

（1）呼吸困难，三凹征，呻吟。

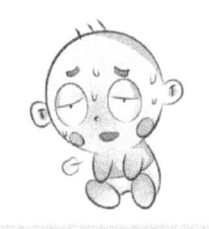
图1-19 呼吸困难

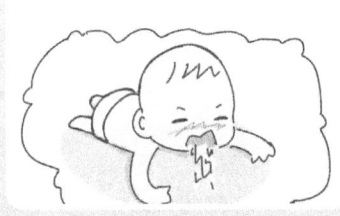
图1-20 呕吐

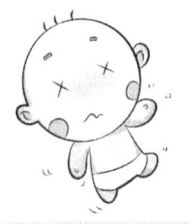
图1-21 抽搐

（2）呼吸非常快或者非常慢。

（3）频繁长时间呼吸暂停。

（4）低体温，复温后体温仍低于正常体温。

（5）反应差、不吃或呕吐。

（6）抽搐。

（7）腹泻。

五、家庭为宝宝保暖常有哪些方法？

由于新生宝宝体温调节中枢发育不完全，体温受环境影响大，在冬季更容易出现身体及四肢发凉，体温偏低。那么在家里如何为宝宝保暖？下面介绍家庭常用的为宝宝保暖的方法。

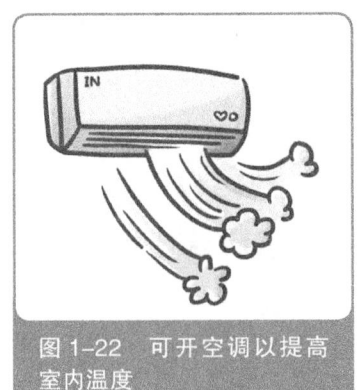
图1-22 可开空调以提高室内温度

⭐ 保持适宜的室内温度

室内墙上可挂温湿度计，以便随时观察室内温湿度的情况。一般室温可调至24～26℃，相对湿度为65%左右。

（1）室内可开空调，空调制热快，室内温度上升快。

（2）可开暖气，可持续提供热量，感觉较舒适。

（3）使用取暖器，但放置位置须离宝宝至少一米。

2 增加衣物

宝宝要穿戴保暖效果好的柔软的纯棉衣服、棉被，避免使用化纤类衣物。

3 包裹保暖法

可用小毛毯、棉包被（大小约80厘米×80厘米）等以包襁褓。注意：

（1）包扎松紧适宜，使宝宝在襁褓里能舒展肢体，利于产热和保暖，有利于宝宝肢体的发育，特别是髋关节的发育，但长期包裹的宝宝易患髋关节脱位。

（2）注意换尿片时动作迅速，不让宝宝受凉。

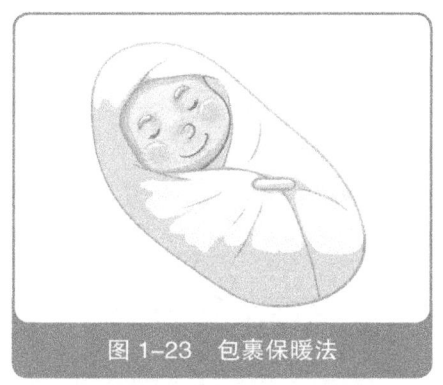

图1-23 包裹保暖法

4 睡袋保暖法

（1）宝宝睡袋需备有2套，以便尿湿后更换。

（2）睡袋有纯棉和夹层绒布两种，适合不同季节使用。睡袋顶部有帽子，前部与底部装有拉链或扣子，方便护理与换尿片。

（3）选购或自制时要注意睡袋的里层应是纯棉布的，不宜过大、过松，以免影响保暖性。

5 热水袋保暖法

（1）热水袋要用新的，用前仔细检查有无破损，盖子是否漏水，加入的热水水温应以不烫手为宜。

（2）热水袋装好热水后，将袋子放平，瓶口朝上，排尽袋内气体，再拧紧盖子，倒提起热水袋，摇晃几下，检查是否漏水。

（3）热水袋外要包裹两层棉布或毛巾，置于距离宝宝身体10～15厘米的地方，以防烫伤。

6 电热毯保暖法

（1）用电热毯将宝宝睡的被褥预热，然后关掉。

（2）将宝宝放至被褥上。

（3）千万不能把宝宝放在通电的电热毯上睡觉，以避免过热和电磁场的隐性伤害。

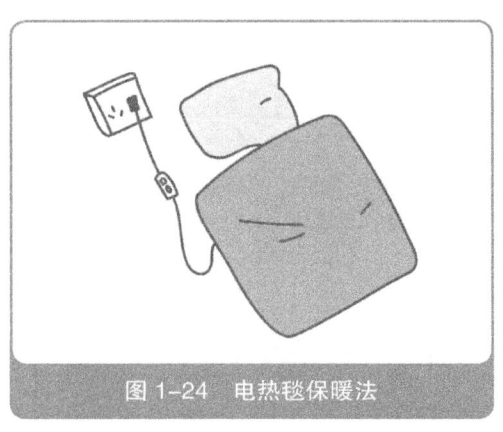

图1-24　电热毯保暖法

袋鼠保暖法

让宝宝身体直接贴在妈妈胸前，利用妈妈的体温来保暖，称"袋鼠保暖法"，具体方法详见本章第二节"袋鼠式护理的实施"。

六、什么时候可以开始进行袋鼠式护理？

在大多数情况下，袋鼠式护理可以在新生儿出生后不久开始，但因为出生时体重越轻胎龄越小的早产儿越可能发生早产相关性疾病，所以应该充分考虑每个早产儿和母亲的状况，决定何时开始。建议征求医护人员的意见，或者是遵医嘱执行，以便在专业人员的指导下，实施更正确、更安全的袋鼠式护理。

根据出生体重具体分析何时可进行袋鼠式护理

（1）出生时体重≥1800克的早产儿（胎龄30～34周）可能发生早产儿相关疾病，如呼吸窘迫综合征等，其中一小部分早产儿可能发生严重问题需要特殊监护。

（2）出生体重在1200～1799克的早产儿（胎龄28～32周），容易出现早产儿相关疾病，如呼吸窘迫综合征及其他并发症。所以出生后通常需要一些特殊的治疗。在这种情况下，应选择设备精良的医院分娩，以获得特需的护理。如果分娩发生在其他地方，应该在患儿出生后立刻转运，最好是与母亲一起转运。早产儿应与母亲保持持续的皮肤接触，但通常需要一周或是更长时间才能开始进行袋鼠式护理。

（3）出生体重<1200克的早产儿（胎龄<30周），常发生多种严重早产儿相关疾病，死亡率非常高，必须接受新生儿重症监护病房的治疗及护理，可能需要数周才能对他们开始进行袋鼠式护理。

2 根据母亲和新生儿的状况分析何时可进行袋鼠式护理

何时开始进行袋鼠式护理取决于母亲和新生儿的状况，每个母亲都应该被告知袋鼠式护理的好处，以下标准有助于确定哪些情况可建议母亲开始进行袋鼠式护理。

（1）每一位母亲都可以提供袋鼠式护理，不论年龄、种族、文化程度。

（2）袋鼠式护理应该是知情决定的结果，而不是一种义务，也就是说母亲必须自愿提供袋鼠式护理。

（3）母亲需要获得家庭其他成员的帮助和支持。

（4）几乎所有的早产儿都可以接受袋鼠式护理，有疾病或需要特殊治疗的早产儿需要等康复后再进行。

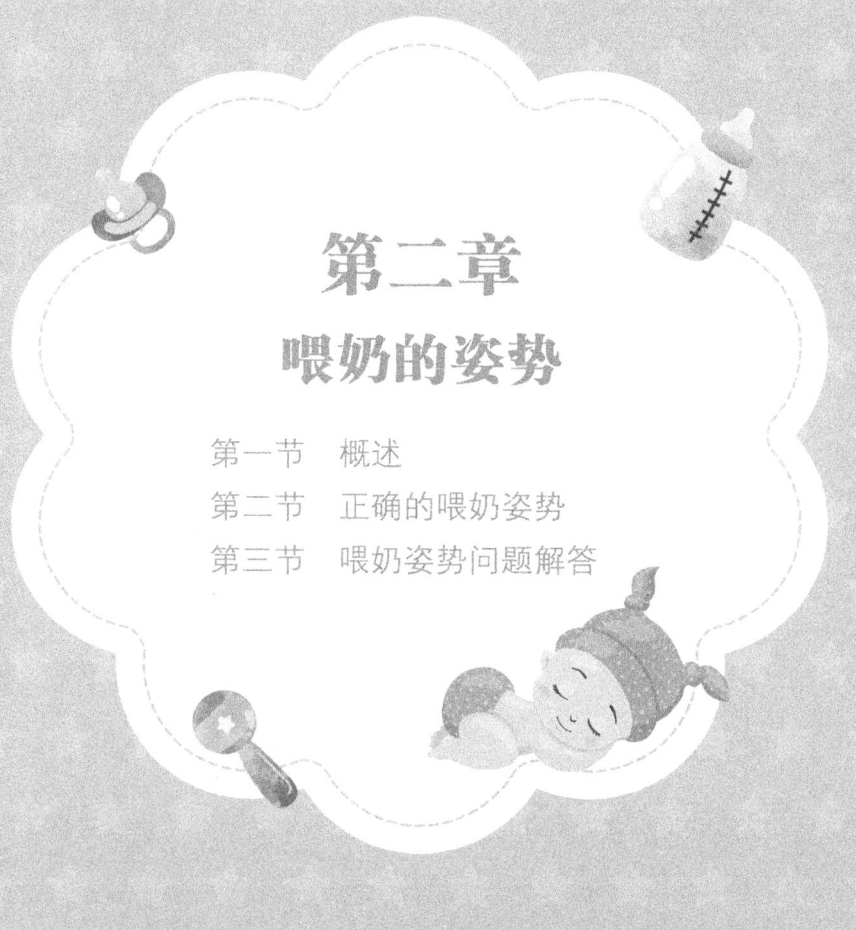

第二章
喂奶的姿势

第一节　概述
第二节　正确的喂奶姿势
第三节　喂奶姿势问题解答

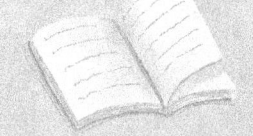

从陌生到精通:新生儿养护必读

第一节 概述

一、如何正确抱宝宝

宝宝骨骼较软，特别是脊柱，没有形成固定的弯曲，如果大人抱姿不当，可能会影响宝宝骨骼（特别是脊柱和胸廓）的生长。因此爸妈、其他家人学会合理的抱宝宝姿势十分重要。

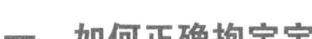

平抱适合0～3个月的宝宝。

初生宝宝颈部骨骼和肌肉尚无力支撑头部，因此，要特别注意头颈部的保护。可将宝宝的头放在照护者的臂弯里，肘部枕护着宝宝的头，腕和手护其背部和腰部，另一只手绕过宝宝，小臂护住宝宝的腿部，让宝宝的头和身体基本成一直线。这样，宝宝就可以平稳地躺靠在大人的怀里了。

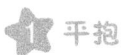

斜抱姿势特别适合给3个月以下的宝宝喂奶。当宝宝吐奶时，照护者可以用这种姿势抱着宝宝，然后用空心掌轻拍其背部。

斜抱可用平抱的手法，让宝宝的头稍微抬起，保持头高臀低位；也可将宝宝的臀部置于照护者的腿上，一手扶住宝宝的颈部，另一手轻拍其背或自由活动。

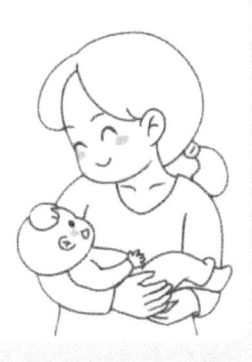 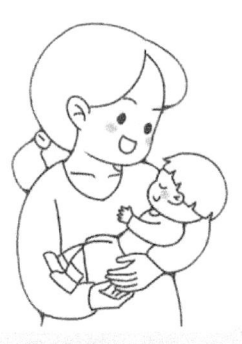 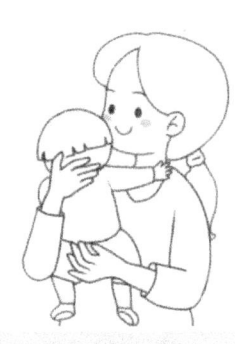

图 2-1　平抱　　　　　图 2-2　斜抱　　　　　图 2-3　竖抱

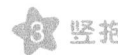 竖抱

竖抱适合 3 个月以上的宝宝。

可一手托住宝宝的臀部和腰部,另一手托住宝宝的头颈部,将宝宝竖起,让宝宝的一侧脸贴在妈妈的胸前,使宝宝可以听到妈妈熟悉的心跳声,感觉更加安全、舒适;也可将宝宝抱得再高些,让宝宝的下巴搁在妈妈的肩膀上,双手搭住妈妈的肩膀或手臂,宝宝可以随着妈妈的走动看见周围的事物,充分满足宝宝的好奇心理。但 3 个月以下的宝宝,竖抱时间不宜过长,以免宝宝感觉疲劳,同时要注意保护好宝宝的头颈部,使头与脊柱保持直线。

二、抱宝宝前注意事项

穿着干净舒适的衣服

若外出回家,抱宝宝前应尽量脱去脏外套,更换干净舒适的衣服再抱宝宝。

2 洗手

宝宝免疫力低，容易受到外界细菌和病毒的侵袭，所以抱宝宝前一定要洗净双手，特别是给宝宝换过尿片后，一定要洗手。

3 摘掉饰品

抱宝宝时，手上及胸前的饰品，如项链、戒指、手表等应尽量摘掉，避免在抱宝宝过程中饰品划伤宝宝。

4 放松心情

抱宝宝前，应调整好状态，避免身体过于僵硬导致自身及宝宝不适，妈妈放松了，宝宝才会感觉到安全。

5 交流

做好准备工作后，可以先与宝宝轻声交流，微笑着注视宝宝的眼睛，轻声呼唤其乳名，进行情感交流。

6 动作轻柔

抱起宝宝时，动作不要过快、过急，宝宝如果在哭闹，那么可以轻轻地拍拍他（她），握握他（她）的小手，然后温柔地、慢慢地将其抱起来，给他（她）足够的安全感。

7 防止交叉感染

家里若有人感冒，生病期间尽量不要接触宝宝，注意戴好口罩，定时打开门窗，保持空气流通。

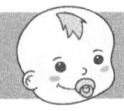 第二节 正确的喂奶姿势

一、正确的喂奶姿势

最常用的喂哺姿势有摇篮式、交叉式、橄榄球式、侧卧式四种。

 摇篮式哺乳

适应证：足月儿或者母亲喜欢这种体位。

方法：母亲首先选择靠背高度合适的椅子，椅背不宜后倾，喂哺时母亲应紧靠椅背，使背部和双肩部肌肉处于放松状态。母亲将婴儿抱在怀里，让婴儿的脖子靠近母亲肘的弯曲位置，背部贴着母亲前臂，婴儿的肚子贴着母亲的肚子，头和身体呈一直线。为了让母亲的胳膊得到支撑而不累，可以在母亲胳膊下垫枕头支托宝宝。必要时母亲可把脚放在矮凳上以让肌体舒适放松，避免身体向宝宝倾斜。

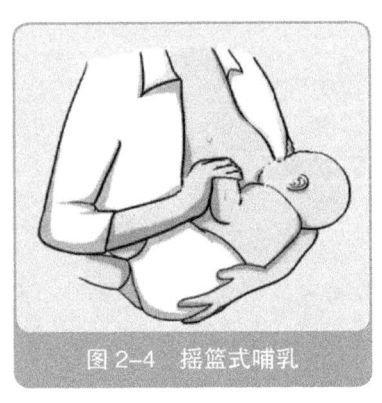

图 2-4 摇篮式哺乳

交叉式哺乳

适应证：非常小的婴儿、患儿、伤残儿或者母亲喜欢这种体位。

方法：母亲用哺乳的乳房对侧的胳膊环抱住婴儿，用前臂托住婴儿的身体，将婴儿的头枕在母亲的手上，母亲的手在婴儿的耳朵或更低一点的位置水平托住宝宝的头部、颈部和肩部，用枕头帮助托住宝宝的身体。可用哺乳的乳房同侧的手托住乳房，不要将宝宝的头推向乳房。

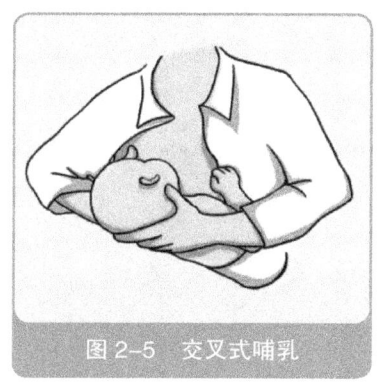

图 2-5　交叉式哺乳

3 橄榄球式哺乳

适应证：双胎、含接乳头有困难的宝宝，乳房较大、乳头扁平、剖宫产术后、输乳管阻塞的母亲或者母亲喜欢这种体位。

此方法可避免母亲伤口受压疼痛，特别适合剖宫产术后的妈妈。另外，如果宝宝很小或含奶头比较困难，这种姿势也可以帮他（她）找到乳头。

方法：母亲将宝宝放在体侧的胳膊下方，使宝宝的鼻子位于母亲的乳头高度，宝宝双脚伸在妈妈的背后。母亲用手托起宝宝的肩、颈和头部；或用枕头托住宝宝的身体和头部，另一只手呈"C"字形托住乳房引导其找到乳头，母亲身子应稍微前倾，让宝宝靠近乳房。

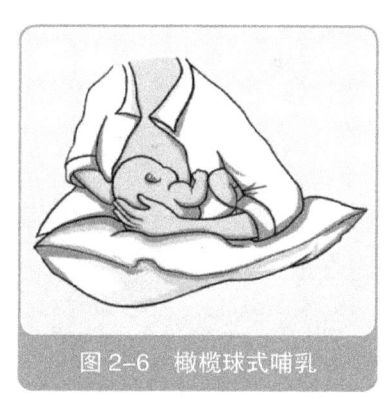

图 2-6　橄榄球式哺乳

4 侧卧式哺乳

适应证：剖宫产手术后，正常分娩后第一天的母亲或者母亲喜欢这种体位。还适合分娩时出现过难产、坐着不舒服、白天晚上都在床上喂奶的母亲。

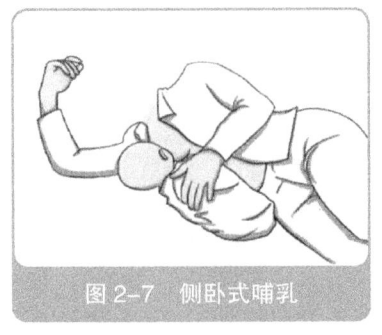

图 2-7 侧卧式哺乳

方法：帮助母亲采用头高舒适放松的侧卧位，头枕在枕头的边缘，母亲手臂放在上方枕头旁，婴儿面对母亲取侧卧位，确保婴儿头部能自由活动，使婴儿能主动找到并含接乳头。母亲也可用手托起乳房，将乳头送到婴儿嘴边，方便其找到并含接乳头；也可用手掌托住婴儿背部，以免婴儿远离乳头，导致含接不良。

二、哺乳要点

（1）宝宝头与身体呈一直线。

（2）宝宝的脸贴近乳房，鼻子对着乳头。

（3）宝宝的身体贴近母亲。

（4）母亲不仅要托住宝宝的头、肩部，还要托住臀部。

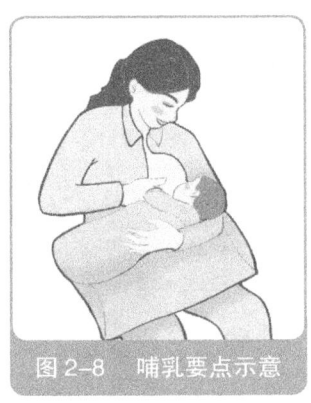

图 2-8 哺乳要点示意

三、帮助宝宝正确含接乳头

正确含接乳头的方法

（1）母亲每次喂哺时可先用乳头触及宝宝的口唇，诱发宝宝觅食反射，在宝宝口张大、舌头向下觅食的一瞬间，母亲迅速将乳头及大部分乳晕塞入宝宝口中。这样，宝宝在吸吮时能充分挤压乳晕下的输乳管，使乳汁排出，又能有效刺激乳头上的感觉神经末梢，促进泌乳和排乳反射。

（2）宝宝的嘴及下颌部紧贴母亲乳房，同时母婴身体紧紧相贴。

（3）哺乳中应注意宝宝是否将大部分乳晕也吸吮在口中，如宝宝吸吮

第二章 喂奶的姿势

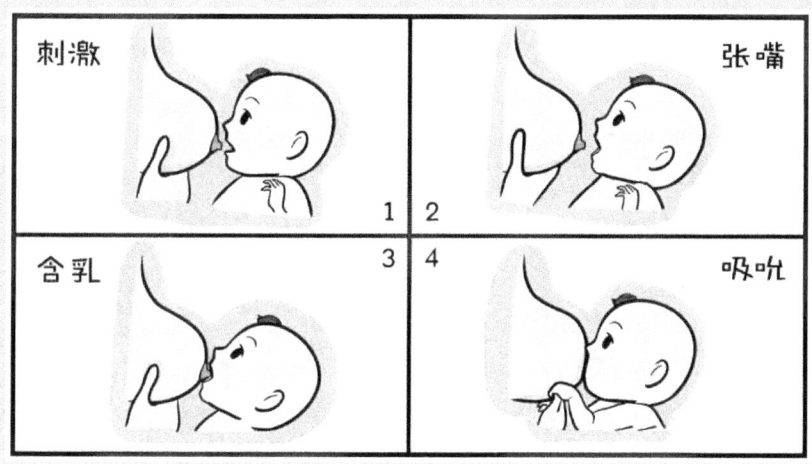

图 2-9 正确含接乳头的方法

姿势不正确或母亲感到乳头疼痛，应予以纠正，重新吸吮。

（4）宝宝颊部肌肉缓慢而有力地运动，且有节奏地向后延伸，同时能听到吞咽的声音，表明哺乳有效。

2 宝宝正确含接乳头的表现

（1）宝宝嘴张得很大。

（2）宝宝下唇向外翻。

（3）宝宝舌呈勺状环绕乳晕。

（4）宝宝面颊鼓起呈圆形。

（5）宝宝嘴上方有更多的乳晕。

（6）宝宝慢而深地吸吮，有时可能突然暂停。

（7）能看见宝宝吞咽或听到宝宝吞咽声。

四、哺乳的注意事项

（1）哺乳前母亲要按七步洗手法洗净双手，宝宝要换尿片。妈妈喂奶要求全身肌肉放松，体位舒适，保持心情愉快，这样有利于乳汁的排出。

（2）哺乳时母婴身体必须紧密相贴。无论宝宝被抱在哪一边，宝宝的身体与母亲的身体应相贴，宝宝的嘴处于与妈妈乳头水平的位置，妈妈的拇指和四指分别放在乳房的上、下方，托起整个乳房喂哺。避免"剪刀式"夹托乳房（除非奶流过急，宝宝发生呛奶、溢奶时），那样会反向推压乳腺组织，阻碍宝宝将大部分乳晕含入口中，不利于宝宝充分挤压、吸吮输乳管内的乳汁。

（3）哺乳时，必须保持宝宝头和颈部略为伸展，以免宝宝鼻部受压，影响呼吸。

（4）强调母婴情感的沟通互动，母亲可亲切呼唤宝宝的名字，跟宝宝说话。母婴眼睛可以对视，特别是母亲的眼神要温柔、关切、充满慈爱，让每一次哺乳都成为母婴双方身体与心灵的享受和情感的交流。

（5）哺乳结束后，要为宝宝拍嗝，拍嗝方法详见第三章第三节"呛奶的预防"。

五、母乳喂养知识要点

 母乳喂养宝宝的好处

众所周知，母乳是婴儿最理想的天然食物，它的好处有以下几点。

（1）母乳是宝宝天然的营养品，能够全面地为宝宝提供足够的营养，纯母乳喂养的宝宝6个月前无须添加任何辅食，是其他代乳品所无法取代的。

（2）6个月内的宝宝免疫系统还不成熟，母乳中含有大量的免疫活性细胞、免疫球蛋白等，能够有效提高宝宝的免疫力，保护宝宝免于感染，预防腹泻、呼吸道感染等疾病。

（3）促进婴儿发育。母乳中由半胱氨酸转化而来的牛磺酸是牛乳中的10至30倍，能促进宝宝神经系统和视网膜的发育。

（4）母乳喂养能促进妈妈产后恢复，减少产后出血的发生，增进母婴感情。

（5）母乳喂养节省时间、减少支出、降低浪费；可随时供应，减少污染。

（6）母乳喂养的孩子身体素质好，不易患病，有利于提高全民身体素质；母乳喂养有助于小儿智力、社交能力的发育，有助于家庭和睦，有利于父母保持更充沛的精力投入工作。

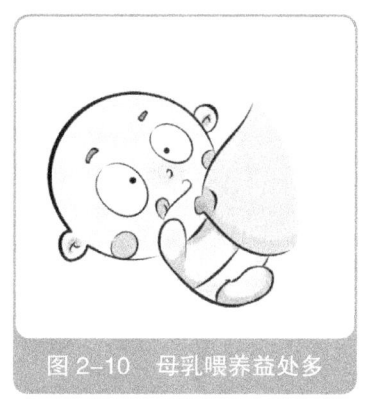

图 2-10 母乳喂养益处多

2 早产妈妈泌乳的特点

乳汁产量的正常得益于成熟的乳腺发育和泌乳。乳腺发育的三个重要阶段为胚胎期、青春期和孕期。在孕期，随着孕周的增加，胎盘分泌的雌激素和孕激素水平呈上升趋势。雌激素刺激输乳管发育，而孕激素刺激乳房腺体发育。妊娠32～34周的早产产妇，妊娠过早终止，乳腺还没完全发育到能充分泌乳的水平。早产儿母亲的乳腺虽然不如足月儿母亲的乳腺发育得成熟，但一样具有泌乳的潜能。早产儿母亲的泌乳主要分为三期：

泌乳Ⅰ期（孕16周～产后第2天）和泌乳Ⅱ期（产后3～8天）由内分泌系统控制。无论是足月或是早产，在产后最初的48小时内，产妇的泌乳一般都很少。在产后 48～96 小时，泌乳量会明显增加。对于早产儿母亲，在产后第 5 天之后的泌乳量有很大的不同，24 小时的产乳量可从 200 毫升提升至 900 毫升。

泌乳Ⅲ期（产后 9 天～复旧期）由腺体自分泌控制，乳汁的产量由出量决定，出多少产多少。

第三节　喂奶姿势问题解答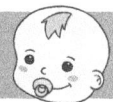

一、妈妈喂哺多长时间为宜？

婴儿需要的哺乳次数各不相同，24小时内8～12次较为常见，每次哺乳的时间间隔也不一样，不必限定每侧喂养时间，只要婴儿想吃，随时喂养。

二、什么是"C"字形托乳法？

"C"字形托乳法是正确的哺乳托乳姿势，其要求如下：

（1）母亲食指支撑着乳房基底部，靠在乳房下的胸壁上。

（2）母亲大拇指放在乳房上方。母亲的拇指与食指分别放在乳房的上、下方，呈"C"字形托起整个乳房喂哺。

（3）两个手指可以轻压托起乳房，改善乳房形态，使宝宝容易含接。

（4）托起乳房的手不要太靠近乳头，以免污染乳头。

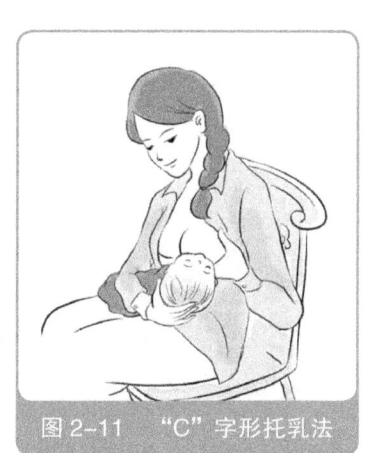

图2-11　"C"字形托乳法

三、父亲早接触宝宝有什么好处？

母亲与宝宝早接触的重要性已众所周知。在传统的家庭角色中，照顾宝宝更多成了母亲的责任，久而久之，造成父亲在宝宝教育中的缺失，更不利于父亲融入照护者的角色。

父亲尽早接触宝宝、参与照顾宝宝可以增加参与感，使他融入照顾宝宝的队列当中，能提高父亲照顾宝宝的信心，帮助父亲建立家庭责任感，更有利于父子（父女）之间亲子关系的和谐融洽，更有利于宝宝的情感发展和幸福成长。

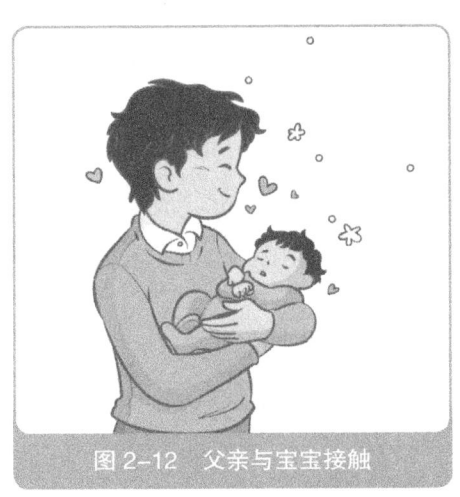

图 2-12　父亲与宝宝接触

四、如何预防母乳不足？

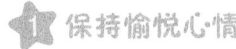 保持愉悦心情

乳汁分泌的多少与母亲情感变化密切相关，因此母亲要保持心情愉悦、开朗乐观，可通过听轻音乐等方式来舒缓心情，这能帮助母亲保持良好的情绪。母亲紧张焦虑的心情会阻碍射乳反射从而推迟产奶，家人应帮助母

第二章 喂奶的姿势

亲保持愉快的心情，鼓励她多拥抱和抚摸婴儿。母婴通过目光和肌肤接触，可增进母婴情感交流，促进母亲乳汁分泌，也可安抚婴儿烦躁哭闹的情绪。

⭐ 2 保持饮食均衡

母亲哺乳期应注意保持饮食均衡，多喝汤水。家人应为母亲提供富含优质蛋白质（鱼、肉、蛋类）、维生素和无机盐的食物，其饮食宜清淡，忌食刺激性食物。

⭐ 3 保证充足的睡眠

保证足够的睡眠，以每天 8～10 小时的睡眠时间为宜，确保母亲良好的休息和睡眠。

⭐ 4 保持清洁干净

母亲要穿戴合适的胸罩，选用温和的洗液经常清洗、按摩乳头，保持乳房的清洁及促进乳房血液循环。

⭐ 5 帮助母亲树立母乳喂养的信心

在分娩后的前几天，有些母亲因分娩时过度疲劳，体力没有完全恢复，

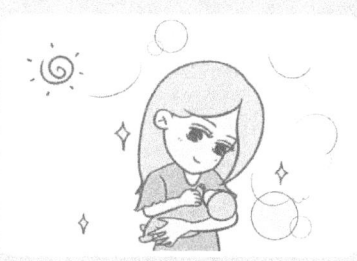

图 2-13 喂乳时母亲要保持愉悦心情

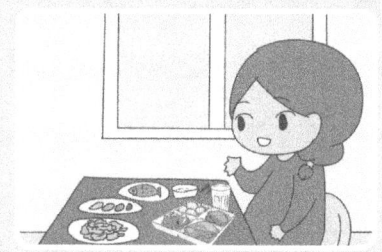

图 2-14 为母亲提供合适食物

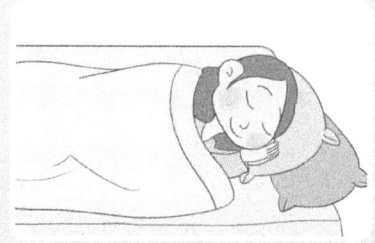

图 2-15 保证母亲足够的睡眠

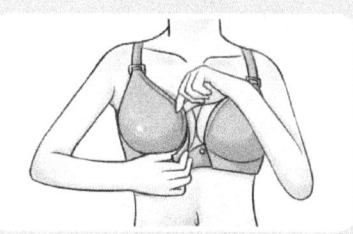

图 2-16 母亲要穿戴合适的胸罩

导致下奶少或下奶晚。此时,母亲常怀疑自己没有足够的产奶能力,以致出现烦躁、紧张、焦虑的情绪,家人要鼓励母亲坚持喂哺,帮助母亲树立母乳喂养的信心,学会哺乳技巧,使乳汁慢慢增多。

6 不给母乳喂养的宝宝使用奶瓶、人工奶嘴、安抚奶嘴

因为橡皮奶嘴较长,出奶孔大,瓶中的乳汁容易流出,婴儿吸吮不需费太大力气。而母亲的乳头较短而大,加之分娩后的前几天泌乳量有限,婴儿吸吮费力,当婴儿习惯用带橡皮奶嘴的奶瓶喂养后,就会导致其对吸吮乳头不感兴趣或产生乳头错觉而拒绝吸吮母乳。对乳房的吸吮和刺激少了,母乳喂养就会更困难,母亲也会因此失去信心而停止母乳喂养。

7 把握哺乳时间

宝宝3月龄内提倡按需哺乳,按需哺乳是指当宝宝啼哭(表示饿了)或母亲感到奶胀(表示要喂奶了)时就哺乳,不限时,不限量,以促进乳汁分泌。当宝宝睡眠时间较长母亲感到奶胀时,应唤醒宝宝吃奶。随着宝宝月龄的增加,吸奶量逐渐增多,可逐步采取定时哺乳。

8 确保母亲和婴儿舒适的哺乳体位

无论采取何种哺乳体位,一定要使母亲和婴儿感觉舒适,以减少劳累。采取卧位时母亲背部要有支撑,采取坐位时背部、脚部要有支撑。

母亲托乳房时,手不要太靠近乳头。如果乳房大而下垂,用手托住乳房可帮助乳汁流出;如果乳房小而高,在哺乳时手不需要总托住乳房。应时刻关注宝宝吸吮情况,避免乳头、乳房堵塞婴儿口鼻部。尤其在夜间,母亲应在清醒状态下哺乳,避免哺乳时睡着,导致乳头、乳房堵塞婴儿口鼻引起窒息。

第二章 喂奶的姿势

9 尽量坚持纯母乳喂养至 6 月龄

纯母乳喂养是指只给宝宝喂母乳,而不喂(不添加)其他任何的液体和固体食物,甚至不喂水,其间可以服用维生素、无机盐补充剂、药物滴剂、糖浆等。6月龄后开始添加辅食,直至自然断乳。

10 增加挤奶次数

鼓励母亲尽量增加挤奶次数,只有把乳房内的乳汁排空,才会刺激乳房再分泌乳汁。一般白天2~3小时一次,夜晚不少于2~3次或母亲感到乳房稍涨时就要排出乳汁。母乳的排出次数越多,乳汁分泌就越多。

五、如何给早产儿喂哺?

早产儿往往肌张力低,合适的哺乳姿势是交叉式。

家人或医务人员指导母亲一手手掌及前臂托住早产儿的头部、耳下方及背部,屈臂夹紧早产儿的躯干紧贴母亲腹部,保持其头部在中线位并给予颈部有力的支持,注意勿使宝宝颈部过度伸展以免影响吞咽;另一只手托住自己的乳房,引导早产儿找到乳头,帮助早产儿含接,趁其张大嘴时把乳头送入,使之含住乳头及大部分乳晕。

六、如何喂哺唇裂新生宝宝?

(1)宜采用交叉式、橄榄球式体位哺乳,使母亲手臂更容易帮助宝宝贴合乳房,宝宝也更容易张大嘴含接。如宝宝左侧唇裂,可以采用交叉式左侧哺乳,或者使用橄榄球式右侧哺乳。双唇裂的宝宝建议尝试直立式哺乳体位,支撑宝宝下巴,同时承托乳房,帮助宝宝更容易依靠在乳房上吸吮。

(2)母亲可以利用乳房将宝宝唇裂口填充,使宝宝唇外部闭合;也可

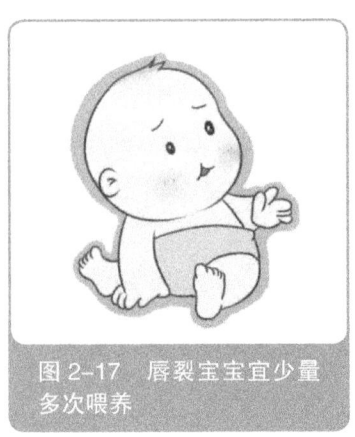

图 2-17　唇裂宝宝宜少量多次喂养

以使用食指或其他手指将宝宝的唇裂位置密封。

（3）喂奶时间不宜过长。唇裂宝宝的上唇口轮匝肌发育畸形、不连续，宝宝的吸吮能力相对会差一点儿，吃奶时容易疲劳。宝宝的口腔与鼻腔并不相通，吸吮时口腔内仍然能够保持正常的负压，不会影响吃奶。但喂奶时间不要过长，可以采取"少量多次"的喂养方式。宝宝吃奶时一旦出现呼吸急促，或面色潮红、额头出汗的现象，就表明他（她）已经吃累了，这时就应停止喂奶。

（4）根据唇裂情况可使用特殊专用奶瓶喂养。

第三章
宝宝呛奶的处理

第一节　概述
第二节　宝宝呛奶的紧急处理
第三节　呛奶的预防

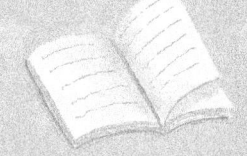

从陌生到精通：新生儿养护必读

第一节 概述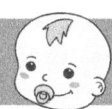

一、什么是呛奶

呛奶是新手妈妈经常遇到并感到棘手的问题之一。宝宝呛奶一般发生在吃奶过程中或者吐奶之后。新生儿吐奶时，由于会厌活塞盖运动失灵，没有把气管口盖严，奶汁误入了气管，这个过程就叫作"呛奶"。

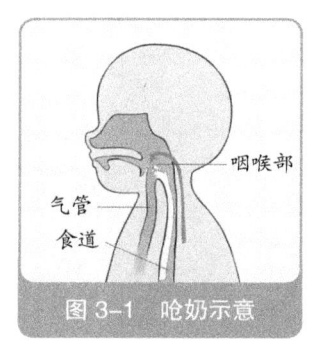

图 3-1 呛奶示意

二、宝宝打嗝、溢奶是怎么回事

新生儿容易打嗝，特别是在吃奶以后，原因可能是吸了冷空气，喝了冷的奶或吃奶过急，也可能是由于宝宝的神经系统没有发育完善，对膈肌控制不好。新生儿打嗝时，可喂些温开水、母乳或温度适宜的配方奶，大多数宝宝打嗝可以终止。

溢奶是指乳汁从新生宝宝的口角流出，量不多，发生在喂哺后不久，有时发生在喂哺后 1～2 小时。新生儿胃容量小，胃呈水平位，贲门肌肉松弛，幽门括约肌较紧，极易发生溢奶。一般宝宝在 6 个月左右可停止溢奶。

三、呛奶对宝宝的危害

1 引发窒息

呛奶最大的危害是引起宝宝窒息。宝宝因为出生不久，神经系统刚刚发育，一些反射还很薄弱，无法将呛入气管的奶咳出，这便导致气道机械性阻塞，进而导致呼吸困难，严重的会引发窒息，危及生命。

2 引发其他疾病

宝宝呛奶时很容易把奶液吸入肺中，引发支气管炎、肺炎。呛奶时伴随的刺激性咳嗽，也会引发支气管痉挛，呼吸困难。

宝宝呛奶严重的时候，面色会发生变化，嘴唇发青。呛奶窒息的宝宝可能出现颜面青紫、全身抽动、呼吸不规则、吐出奶液或泡沫、鲜血、黑水等。新生儿的大脑细胞对氧气十分敏感，如抢救不及时极易造成新生儿猝死。

四、宝宝呛奶产生的原因

呛奶产生的原因很多，日常生活中主要是哺乳不当造成的，还和生理性因素甚至病理性因素有关。

1 哺乳方式不当

哺乳中如喂养方式不当，极易引起宝宝呛奶。

（1）喂奶时宝宝体位如果是平卧位，极易引起呛奶。正确的哺乳姿势应当保持宝宝头高脚低或右侧卧位等。

（2）经口喂养时要注意喂奶的速度和温度，如掌握不当，易引起呛奶。

（3）奶嘴孔的开口过大，手持奶瓶的倾斜度过大，奶嘴未充满奶液，使宝宝吸入过多空气引起呕吐。

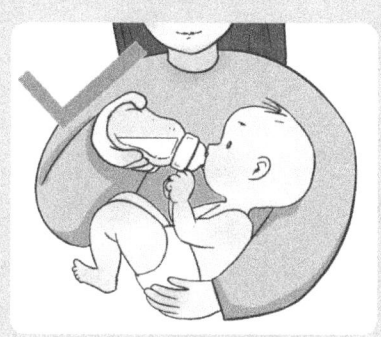

图 3-2 喂奶姿势示意

（4）一次性吃奶过多、过急。宝宝因饥饿或食欲旺盛，喂养者观察不够细心等原因致使宝宝一次性吃奶过多、过急。

（5）妈妈乳头有内陷或使宝宝吸吮费力，宝宝在吸吮过程中吸入大量空气。

（6）喂奶后照护者频繁地改变宝宝的体位或摇晃宝宝等可能引起其呕吐致呛奶。

2 生理性因素

（1）生理性因素主要是宝宝吞咽反射发育不完善。这种情况会随着宝宝的逐渐发育而得到改善。特别是早产宝宝，其胎龄越小，吸吮能力越差，越易引起呛奶。大多早产宝宝，由于喂养不耐受，消化能力差，其贲门括约肌松弛，胃呈水平位，而且胃容量小，极易发生呛咳。

（2）由于宝宝的发育并不完善，会有吞咽功能不协调的情况。如果妈妈的乳汁分泌十分旺盛，在哺乳中，宝宝吞咽不及时，就会出现呛奶的情况。

3 病理性因素

（1）呼吸系统疾病

如患有支气管炎、肺炎，宝宝因气管受到刺激，吸吮奶汁时会伴随频繁的咳嗽，极易引发呛奶。

（2）先天发育不良

早产儿、极低体重儿，某些先天性发育不良的疾病，如喉软骨发育不良，也极易引发呛奶。

（3）缺乏维生素 A

维生素 A 对维持皮肤黏膜上皮细胞组织的正常结构和健康具有重要作用。宝宝缺乏维生素 A，会导致会咽上皮细胞萎缩，影响吞咽功能而导致呛奶。

第二节 宝宝呛奶的紧急处理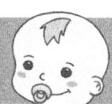

宝宝发生了呛奶,妈妈(和其他家人)不要慌,应密切观察宝宝的反应,根据宝宝呛奶的反应做出不同的应急处理。

一、轻微呛奶

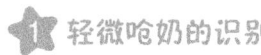 轻微呛奶的识别

轻微呛奶,宝宝可有轻微咳嗽,嘴角有少量奶液溢出,面色嘴唇颜色没有发生变化,这种情况大多提示是轻微呛奶。发生轻微呛奶后,记住这几个方法:抬高、侧身、拍背。

2 轻微呛奶的处理方法

(1)抬高

抬高头部。将宝宝的头部轻轻托起,使嘴角的奶液向下、向外流出。

(2)侧身

将宝宝身体转向一侧侧卧位,以免吐出的奶液向后流入咽喉或气管部位。

(3)拍背

轻轻拍击宝宝背部。妈妈一手固定宝宝的头部(避免摇晃),另一手用空心掌轻轻拍宝宝的后背,可以按照从下往上、从内往外的顺序拍,刺

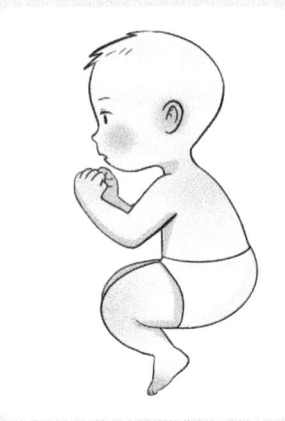
图 3-3 侧身

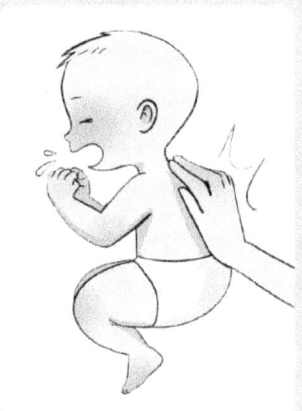
图 3-4 拍背

激宝宝将奶液咳出，并用毛巾及时擦拭，保证宝宝呼吸道通畅，也可防止奶液流入其耳道，引起中耳炎。

二、严重呛奶

1 严重呛奶的识别

宝宝严重呛奶时，会剧烈咳嗽、面色涨红或青紫，甚至会出现四肢抽搐、呼吸困难等症状，一旦发现宝宝有上述反应，要立即拨打 120 急救电话，同时冷静采取清除口咽异物法和海姆立克急救法进行紧急处理，这对缓解窒息、挽救宝宝生命具有重要意义。

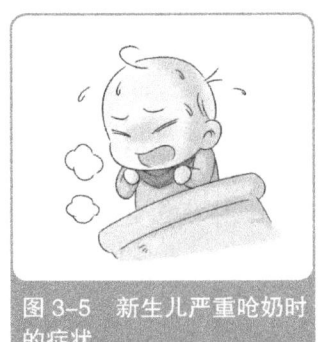
图 3-5 新生儿严重呛奶时的症状

2 处理方法

（1）清除口咽异物

第一目击者看到宝宝呛奶，应立即让宝

宝侧身或者俯卧，并清理残留在口鼻腔内的奶液，从而保持气道通畅。

①体位引流

如果宝宝吃得过饱，饱腹呕吐发生窒息，应将其平躺，脸侧向一边或侧卧，以免吐出的奶液流入咽喉及气管；如果宝宝吃奶之初咽奶过急发生呛奶窒息（胃内空虚），应让其俯卧在抢救者腿上，上身前倾45°～60°，利于气管内的奶液倒空引流出来。

如果妈妈有自动吸乳器，立即开动，只用其软管，插入宝宝咽部，将溢出的奶汁、呕吐物吸出，避免宝宝吸气时再次将吐出的奶汁吸入气管。

②清理奶液

让宝宝侧身后，立即抓取身边干净的棉柔巾或小毛巾等，缠于自己的食指上，伸入宝宝口腔中，将残留的奶液快速清理出来，避免宝宝吸气时再次将奶液吸入气管。对于鼻腔里的奶液可以用小棉花棒清理以保持其呼吸道通畅。

③刺激咳嗽

可以提起宝宝的双脚并拍打足底，使宝宝啼哭，让其在啼哭中将气管中的奶汁咳出来。也可让宝宝俯卧在自己的膝盖上，然后稍稍用力拍打其背部，将奶水咳出。

（2）海姆立克急救法

海姆立克急救法一般指海姆立克腹部冲击法，主用于气道异物梗阻的现场急救。家长们要牢牢记住海姆立克急救法的五个步骤：一托、二翻、三拍、四翻、五压。

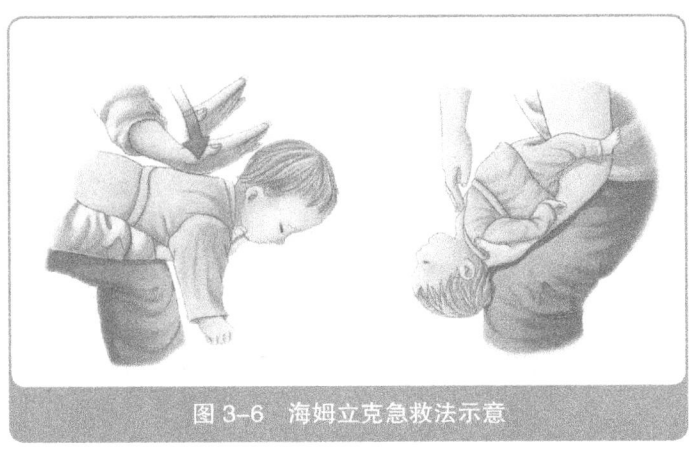

图 3-6　海姆立克急救法示意

① 一托（托下巴）

手掌虎口打开，托起宝宝的下巴。这样做有两个好处，一是可以护住宝宝柔软的脖子，二是可以打开气道。

② 二翻（翻身）

在托起宝宝下巴的时候，顺势把宝宝翻过来，使宝宝头部略低于脚。

③ 三拍（拍背）

使用手掌根部在宝宝两肩胛骨的中间进行拍击，一秒拍一次，连续拍五次。拍打的同时要时刻观察宝宝是否吐出奶液。

④ 四翻（翻身）

观察宝宝的情况，如果宝宝情况没有改变，立即顺势把宝宝翻过来。

⑤ 五压（按压）

按压的位置是宝宝两乳头连线中点往下一指的位置。用食指和中指垂直按压，一秒按压一次，连续按压五次。这可以使膈肌上移，胸腔压力变大，将奶液排出。按压的同时要观察宝宝面色和呼吸情况。

第三章 宝宝呛奶的处理

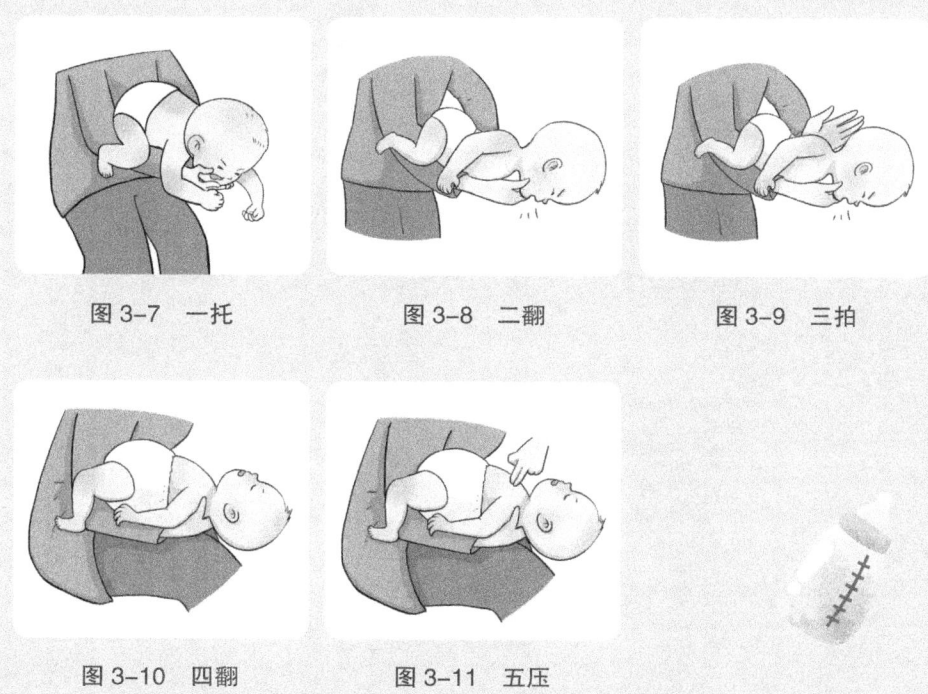

图 3-7 一托　　图 3-8 二翻　　图 3-9 三拍

图 3-10 四翻　　图 3-11 五压

以上五个步骤是一个循环,如果做完一次没有缓解的话,继续做第二次循环、第三次循环……

若宝宝发出响亮连续的哭声,说明抢救成功。这时可以停止手上动作,用干净的毛巾将宝宝吐出的奶液擦拭干净,给予宝宝温柔的安抚。

(3) 弹足底

严重呛奶时,还可以用食指或中指用力弹宝宝的足底,宝宝会因为疼痛而大哭,伴随

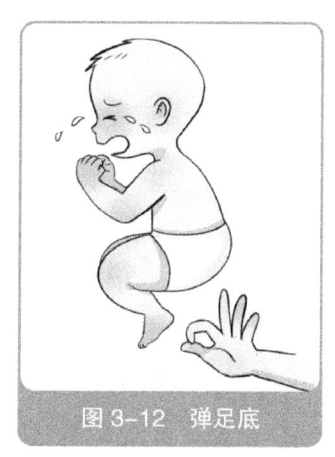

图 3-12 弹足底

着哭的动作，可以促使气流将奶液从气管排出。当宝宝哭声转为响亮连续，说明呛奶有所缓解。

（4）辅助宝宝呼气

辅助宝宝呼气时要带有喷射力量。方法是操作者用双手拢在宝宝上腹部，冲击性向上挤压，使其腹压增高，借助膈肌抬高和胸廓缩小的冲击力，使宝宝气道呛奶部分喷出；待手放松时，宝宝可回吸部分氧气，反复进行使宝宝窒息缓解。

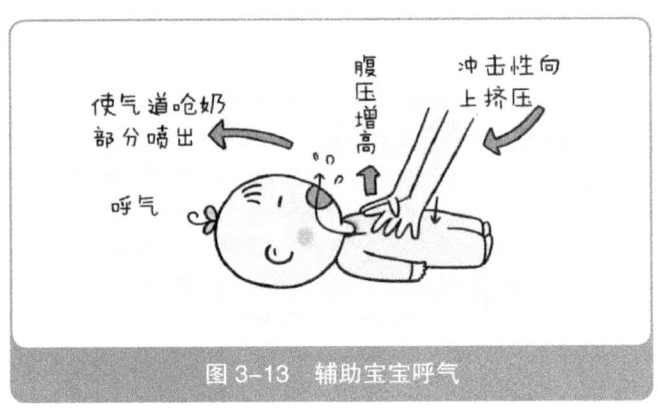

图 3-13　辅助宝宝呼气

如果抢救效果不佳，观察到宝宝面色越来越差，肌肉张力降低，要立即对其进行心肺复苏抢救，等待医护人员的到来。

三、溢奶的处理方法

1 溢奶前准备

（1）操作者（照护人员）准备

须束发，去除首饰及手表，保持双手清洁。

（2）用物准备

纸巾（纱布）、毛巾、衣服。

2 溢奶处理步骤

（1）安抚

操作者要保持镇定，并安抚婴儿，避免过于紧张的情绪给婴儿带来不良刺激。

（2）清洁

用干净、柔软的纸巾或纱布清理溢出的奶液；用温水清洁皮肤，避免奶液长时间附着在皮肤上引起感染；为婴儿更换被奶液浸湿的衣服。

（3）拍嗝

每次哺乳不宜过饱，喂奶后要进行拍嗝。具体操作方法见本章第三节"呛奶的预防"。

（4）调整睡姿

调整好婴儿的睡姿，使婴儿头偏向一侧，保持安静，避免剧烈活动，以免再次引起溢奶。

3 注意事项

（1）正确选择奶嘴，奶嘴孔大小要合适，喂哺时奶嘴内必须充满奶液，以免婴儿吸入过多空气导致溢奶。

（2）喂哺时体位适宜，尽量在婴儿清醒状态下，以头高脚低位斜靠着哺乳，避免平躺着哺乳。

（3）喂哺速度不宜过快，当婴儿吸吮频率过快时，应调整喂哺速度。

（4）让婴儿在安静的环境下吸奶，避免婴儿被突然的噪声、刺眼的灯光和其他行为中断吸奶；喂哺过程中及喂哺结束后，尽量使婴儿保持安静状态。

（5）如婴儿溢奶严重且频繁，经以上处理仍不能改善时，应及时就医，排除病理性因素。

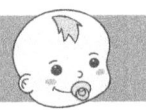

第三节 呛奶的预防

宝宝呛奶在妈妈哺乳过程中常常发生,但宝宝呛奶是可以预防的,下面是预防宝宝呛奶的具体方法。

1 选择适合的环境

在给宝宝喂奶时,要选择合适的地方,如卧室或婴儿房等,室内要温湿度适宜,室内温度一般是 22～24 ℃,湿度在 65％左右,环境要整洁明亮、光线柔和、空气流通,无异味。

2 选择喂奶时机

喂奶时机适当。不在宝宝哭泣或欢笑时喂奶;不要在宝宝过度饥饿时喂奶,宝宝吃得太急容易呛;宝宝吃饱了不可勉强再喂,强迫喂奶容易发生意外。

根据宝宝的年龄安排好喂奶时间,一般每 3 小时或 4 小时一次。

一般选择在宝宝自然觉醒后、精神状态好、安静、情绪愉悦、反应灵活或饥饿想要进食时喂奶。进食前要为宝宝更换尿裤或尿片。

第三章 宝宝呛奶的处理

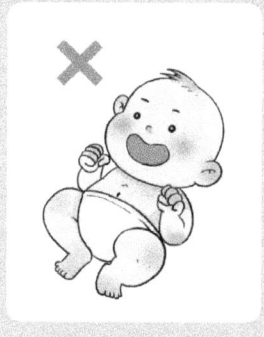
不在宝宝欢笑时喂奶

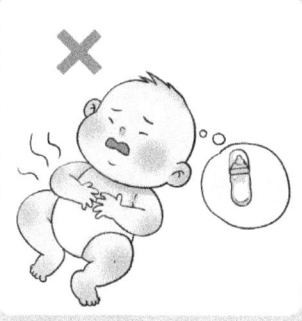
不在宝宝过度饥饿时喂奶

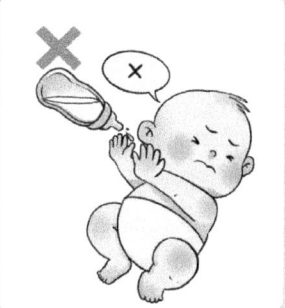
不强迫喂奶

图 3-14 选择喂奶时机

3 喂奶时宝宝的体位选择

喂奶时宝宝宜采取斜坡卧位，即头高脚低位或右侧卧位。母乳喂养时新生儿应斜躺在妈妈怀里（上半身呈 30°～45°），不要平躺在床上喂奶。人工喂养新生儿吃奶时更不能平躺，应取斜坡位，奶瓶底高于奶嘴，防止宝宝吸入空气。

宝宝睡觉最佳姿势为：头高右侧卧位，头偏向一侧，这种体位可以防止奶水倒流进入气管或肺部。可以借助浴巾、小枕头之类的物品靠在宝宝的后背协助保持有效的侧卧位。

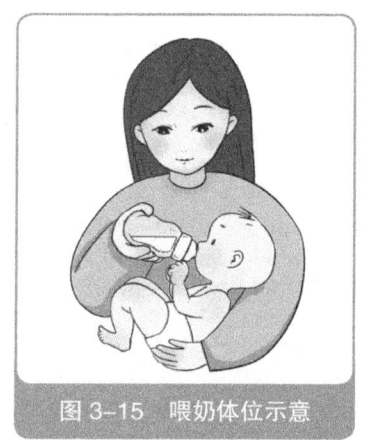
图 3-15 喂奶体位示意

4 妈妈哺乳时的注意事项

（1）不管采用哪一种体位，妈妈都要全身肌肉放松，体位舒适，保持心情愉快，这样有利于乳汁的排出。

（2）特别要提醒妈妈不要躺着喂奶。照顾宝宝是一件很辛苦的事情，加上妈妈产后体力还没有完全恢复，很容易疲劳，如果在躺着喂奶时，因劳累不小心睡着了，那么乳房有可能压住宝宝的口鼻，引起其呛奶甚至窒息。

（3）母婴身体必须紧密相贴。无论宝宝被抱在哪一边，宝宝的身体与母亲的身体应相贴，宝宝的嘴处于与妈妈乳头水平的位置，妈妈的拇指和其余四指分别放在乳房的上、下方，以托起整个乳房喂哺。

（4）特别强调：哺乳时，须保持宝宝头和颈部略为伸展，以免宝宝鼻部受压，影响呼吸。

（5）母婴要深情对视，特别是母亲眼神要温柔、热情、关切、充满慈爱，让每一次哺乳都成为母婴双方身体与心灵的享受与情感的交流。

5 妈妈要掌握喂奶标准姿势

妈妈哺乳时建议采用橄榄球式姿势喂奶。宝宝含乳头的方式也有讲究，切忌强行将乳头塞入宝宝口中，而是要引导宝宝自主含乳，而且要含住大部分的乳晕和乳头。如果是奶瓶喂养，奶瓶底要高于奶嘴，使奶液充满整个奶嘴，这些姿势都有助于减少宝宝吸入空气的可能性，降低呛奶发生的概率。

最常用的喂哺姿势有摇篮式、交叉式、橄榄球式、侧卧式四种，详见第二章"喂奶的姿势"。

6 妈妈要控制喂奶的速度

如果妈妈乳汁分泌过快、过多，在喂养前吸出部分乳汁可以降低呛奶风险。可用吸奶器吸出部分乳汁，或者手指轻压乳晕，减缓乳汁流出。如果是人工喂奶，奶嘴孔的大小应该适宜，可将奶嘴朝下，观察奶水为成滴而不是成线流出即可。

7 喂奶过程中要密切观察宝宝

哺乳时，妈妈要密切观察乳房是否堵住宝宝鼻孔，边喂边观察宝宝脸色是否发生变化，如果喂养时发现宝宝口唇发绀，应暂停喂奶，休息片刻。待婴儿充分呼吸，恢复正常面色，口唇转红润后再继续喂哺，同时观察宝宝嘴角是否有奶水流出。一旦发现异常情况，应该第一时间停止喂奶。

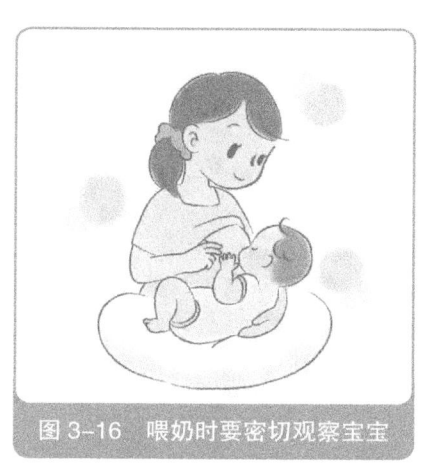

图 3-16 喂奶时要密切观察宝宝

8 喂奶后要拍嗝

有些妈妈喂完奶后，习惯立即把宝宝放在床上，这样做是很危险的。喂完奶后应采用合适的姿势，轻拍宝宝的背部帮助其排出胃内气体，一般拍 20 分钟左右，直到听到宝宝的嗝气声为止。以下介绍三种新生儿拍嗝的方法。

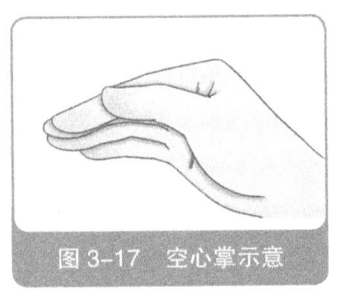

图3-17 空心掌示意

（1）站式拍嗝

①在新生儿肩膀上铺条毛巾。

②将新生儿竖抱，并让其下巴搁在妈妈的肩膀上。

③将手掌略微弓起，使手心呈弓状，以手腕的力量轻拍宝宝背部。

④由新生儿肚脐正对的背部位置开始拍，由下而上，慢慢将新生儿胃内的空气拍出。

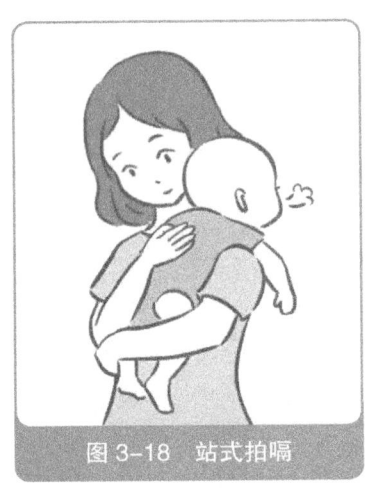

图3-18 站式拍嗝

（2）坐式拍嗝

①将宝宝抱坐在操作者大腿上，用手掌扶住新生儿的屁股，以手臂托住宝宝的背，并让宝宝的头部枕在臂弯里。

②在宝宝脖子下垫一块小毛巾。

③使宝宝的重心前倾，用垫有毛巾的手支撑新生儿，另一只手则同时从宝宝肚脐相对背部的位置开始拍，由下而上，慢慢将新生儿胃内的空气拍出。

第三章 宝宝呛奶的处理

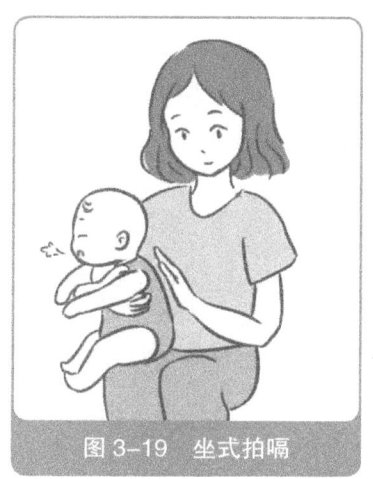

图 3-19 坐式拍嗝

（3）趴式拍嗝

①操作者取坐位。

②使宝宝俯卧在操作者双侧大腿上，操作者左手放在宝宝胸前，托住并固定宝宝头颈部，避免宝宝俯卧压住口鼻部。

③用右手空心掌，以手腕的力量轻拍宝宝背部。

④拍打数分钟，直到婴儿打嗝，排出空气。

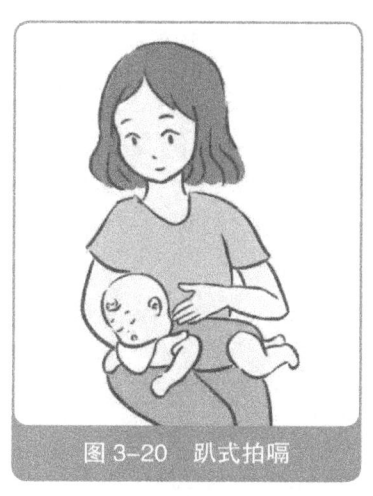

图 3-20 趴式拍嗝

9 严密观察

对发生过呛奶的婴幼儿或早产儿,更应严密观察,或在医生指导下喂哺。

10 专心喂养

妈妈在给宝宝喂奶时要做到专心致志,切勿边玩手机边喂奶等。正确的做法是:喂奶的时候妈妈要带着满满的幸福感和宝宝进行目光的交流,妈妈的手可以抚摸宝宝的身体,如小手、小脚、头部等,这也是一种和宝宝进行有效亲子交流的方式。

11 避免过度喂养

父母都想自己的孩子长得高高的、壮壮的,并且总会觉得宝宝是不是没有吃饱。因此,经常出现宝宝被强行喂养的状况,殊不知宝宝喝奶太多,小小的胃装不下吸入的奶液就会导致奶液往外流,也容易发生呛奶。

12 送往医院

婴幼儿呛奶窒息经初步处理后,应立即送往医院做进一步检查。

第四章
母婴分离的照护

第一节　概述
第二节　泌乳的支持行为
第三节　母婴分离时帮助妈妈获得乳汁的方法
第四节　母乳的储存、解冻与复温

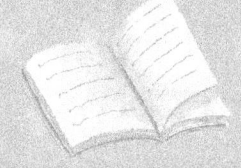

从陌生到精通：新生儿养护必读

第一节 概述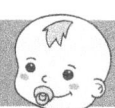

一、什么是母婴分离

母婴分离即婴儿和妈妈短暂或者较长时间分开,妈妈与婴儿不能同住一室。一般情况下是由于婴儿的原因,比如早产需要住重症监护室等。现在母婴分离的情况越来越多,比如婴儿托管、长辈照看婴儿,都会导致母婴分离。

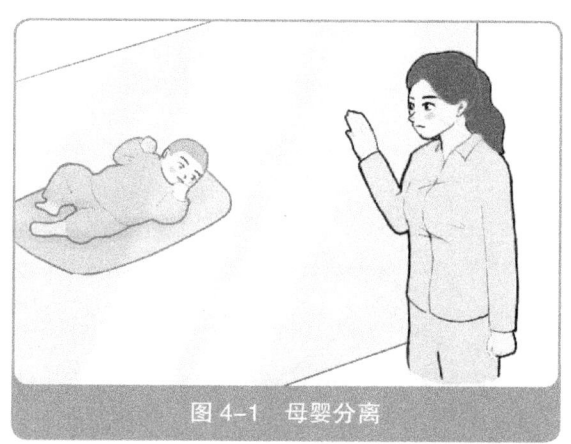

图 4-1 母婴分离

二、母婴分离常见原因

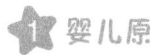

(1)因宝宝患病需要住院。一般医院的新生儿外科、新生儿重症监护

室因医疗的特殊性是不设立家属陪护的。

（2）早产儿和极低出生体重儿等，出生后还不会直接吸吮母乳，需入住"新生儿暖箱"。

2 妈妈原因

（1）妈妈因病不能喂哺宝宝。

（2）妈妈上班了，离家又远，不能喂哺宝宝。

三、母婴分离的影响

母婴分离对母亲和婴儿的身心健康都会有一定的影响。首先，是身体上的，母婴都会感到身体不适，婴儿则会食欲减退、进奶进食减少等。其次，心理上的影响更为明显。宝宝缺乏母爱，缺少母亲的呵护常常会烦躁不安，缺乏安全感。母亲常常会担忧宝宝的健康情况，担心宝宝是否吃得好，睡得安，并为此深感焦虑。

第二节 泌乳的支持行为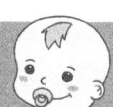

一、给予妈妈心理护理

对母婴分离的妈妈进行心理护理,悉心开导,使其保持心情平静、开朗,积极向上,以乐观的态度对待母婴分离。

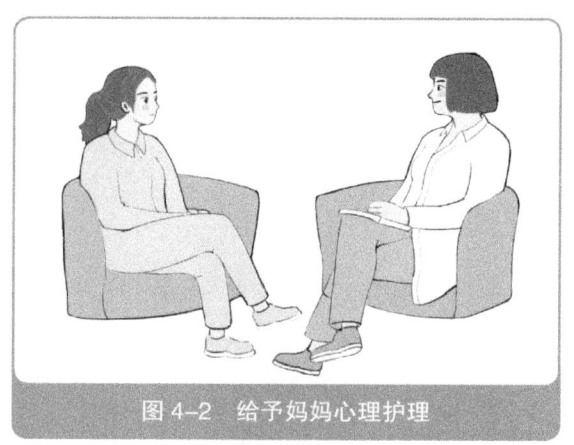

图 4-2　给予妈妈心理护理

二、建立母乳喂养信心

向母婴分离的妈妈科普母乳喂养的优点,如母乳喂养不仅可促进婴儿免疫系统的发育,还可降低其成年后患某些疾病的风险,帮助妈妈建立母乳喂养信心。

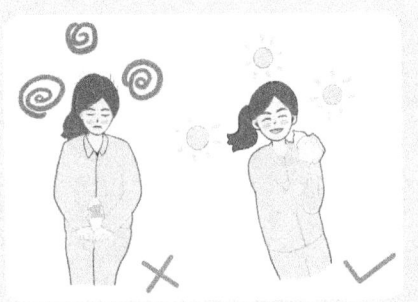
图4-3 建立母乳喂养信心

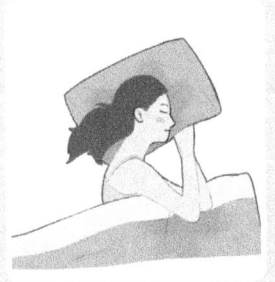
图4-4 保障睡眠及营养

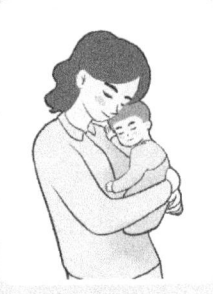
图4-5 提供与宝宝见面的机会

三、保障睡眠及营养

充足的睡眠非常重要,母婴分离状态下的妈妈常因心情焦虑,睡眠质量下降。保证充足睡眠,养足精神,摄取足够的营养,才能保障泌乳的产量。

四、提供与宝宝见面的机会

增加妈妈和宝宝的接触,减少妈妈的焦虑。母婴分离状态下,妈妈最担心的是婴儿的健康,多提供母婴见面的机会,可以大幅减轻妈妈的担忧。

第三节　母婴分离时帮助妈妈获得乳汁的方法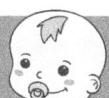

手挤奶是最有效的挤出初乳的方法。手挤奶获得的乳汁钠含量相对较高，钠的浓度与乳汁量有关，电动吸奶器在提高乳汁获得量的同时，也可能会导致一些营养素质量下降。因此，给乳房按摩和用手挤奶的方法，是增加早产儿母亲泌乳量的有效措施。

一、乳房按摩

 乳房按摩前准备

（1）建立信心，减少焦虑。

（2）洗净双手。

（3）取舒适的体位。

（4）适量喝一些温热的饮品，如牛奶、汤类等。

（5）热敷乳房或热水淋浴，刺激及按摩乳房。

（6）用手指轻轻拉动或揉搓乳头；轻揉按摩或拍打乳房；用指尖从乳房上方向乳头轻轻叩打或用梳子梳理。

（7）按摩后背。

2 有硬块和无硬块的乳房按摩

（1）有硬块的乳房按摩

可从硬块处向乳晕方向顺时针画圈按摩乳房。待硬块松软时，用手指轻轻地按压乳头，再用拇指和食指捏住乳头轻轻揉搓，挤压刺激乳晕。

（2）无硬块的乳房按摩

从乳房根部向乳晕方向顺时针画圈按摩乳房。用拇指和食指捏住乳头轻轻揉搓，挤压刺激乳晕。

二、手挤奶

1 手挤奶前准备

（1）母亲准备

①洗净双手，用干净热毛巾轻擦乳头和乳房，从外侧边缘向乳晕方向轻轻按摩乳房。

②挤奶前，妈妈要保持愉悦的心情，以促进乳汁分泌。

③用湿热毛巾热敷乳房3～5分钟，并轻轻地按摩乳房。

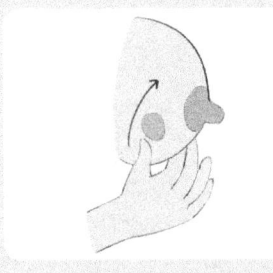
图4-6　有硬块的乳房按摩

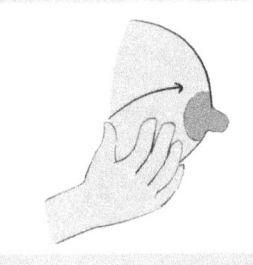
图4-7　无硬块的乳房按摩

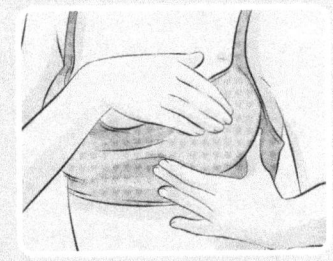
图4-8　轻轻按摩乳房

④尽量选择妈妈感觉舒适的体位，躺、坐、站均可，以自己感觉舒适为宜。

（2）用物准备

脸盆、数块干净的湿热毛巾、吸奶器、消毒好的大口径加盖杯子或储奶瓶、一次性储奶袋，并将所有物品消毒备用。

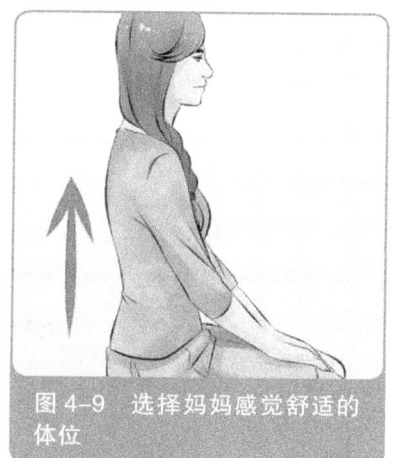

图4-9　选择妈妈感觉舒适的体位

2 挤奶时间

在母婴分离后的6小时内就可以开始挤奶，代替宝宝吮吸。很多妈妈此时乳汁分泌很少，甚至没有乳汁，挤奶的刺激是给乳房发出需要泌乳的信号，有利于增加泌乳量。

3 手挤奶具体方法

（1）指导母亲洗净双手，取舒适体位。

（2）刺激射乳反射：指导母亲喝一杯热饮品，如奶、汤、果汁等。先用温水清洁双乳，再用温毛巾（水温为50℃左右）敷双侧乳房各3~5分钟，热敷时要避开乳头和乳晕。

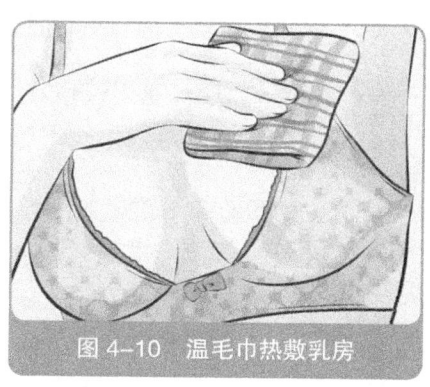

图4-10　温毛巾热敷乳房

（3）指导母亲身体略向前倾，将大口径的、清洁的盛奶容器靠近乳房，乳头对着容器的开口。

（4）指导母亲正确挤奶，如育婴员帮助母亲挤奶，应先征得母亲同意后，洗净双手方可进行。

①托住乳房，将接奶容器靠近乳房，将拇指和食指分别放在乳晕上方和下方（距乳头根部2厘米处），其他手指托起乳房。用拇指及食指向胸壁方向轻轻下压，压力作用在乳晕下方的乳房上，然后向外有节奏地一压一放，放松时手不离开皮肤。

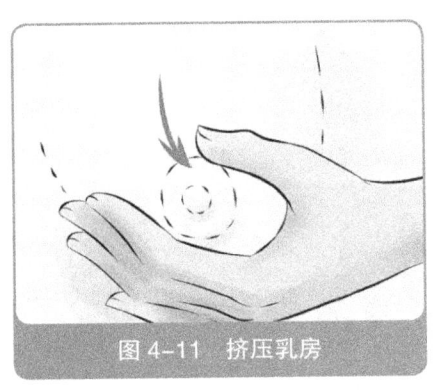

图4-11 挤压乳房

②每个部位挤压3～5次，按同样方法将每一根输乳管内的乳汁排空。

③分娩后6小时内就可以开始挤奶，每3～4小时挤1次，一侧乳房至少挤压3～5分钟，待乳汁减少，再挤另一侧乳房，两侧乳房交替进行。挤奶持续时间以20～30分钟为宜。

（5）挤奶完成后，挤1～3滴奶涂在乳头上，可防止乳头皲裂。

4 手挤奶的注意事项

把拇指和食指放在距乳头根部2厘米的地方，两指相对，其他手指托住乳房，用拇指和食指两指向胸壁方向轻轻下压，压在乳晕下方的输乳管上,不可压得太深,在各个方向按照同样的方法,压乳晕,要做到使乳房的每一根输乳管内的乳汁都被挤出。

(1)注意双手不可向胸壁方向压得太深,否则会引起输乳管堵塞。反复一压一放,几次后就会有奶滴出。

(2)每次挤奶的时长一般在20~30分钟,一侧乳房需挤压3~5分钟,双侧乳房轮流进行。

(3)在挤奶过程中,乳房不应感到疼痛,否则说明挤奶方法不正确。

(4)挤奶时,依各个方向按压所有输乳管,手指不可在乳房上滑动。

三、吸奶器吸奶

 吸奶器吸乳护罩的确定

选择吸奶器,首先要确定尺寸合适的吸乳护罩,若出现以下问题,则表示吸乳护罩尺寸可能不合适:

(1)乳头在管道内自由移动。

(2)没有乳晕组织被拉入吸乳护罩的管道内。

(3)乳头常有疼痛感。

(4)不能排空乳房。

 选择合适的吸奶器

(1)根据需要选择吸奶器

市面上的吸奶器主要有三种类型:手动吸奶器、单边电动吸奶器和双边电动吸奶器。相比手动吸奶器,电动吸奶器更为省力、方便,双边电动吸奶器比单边电动吸奶器的吸奶量大。

建议选择双边电动吸奶器或模拟婴儿吸吮式的吸奶器。

（2）选择合适的喇叭罩

喇叭罩太大或太小都可能导致乳头及周围乳晕皮肤破损。建议使用特定的卡尺测量乳头直径，选择对应尺寸的喇叭罩。

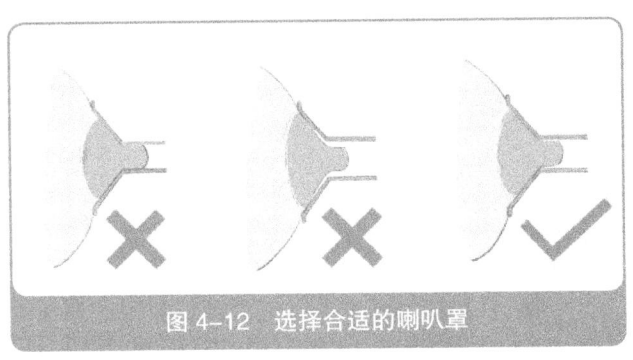

图4-12 选择合适的喇叭罩

（3）选择合适的吸奶挡位

吸奶器不是吸力越大越好，而是应选择自己舒适的挡位。当感觉到吸奶器令乳房疼痛时，应及时调低挡位。

（4）正确连接吸奶器及配件

将喇叭罩罩在乳房上，喇叭罩与吸奶器连接，开启按摩挡，刺激奶阵。当奶阵出现后改为吸奶挡。

3 吸奶器吸奶步骤

（1）彻底清洗双手和吸奶器，吸奶器处于备用状态。

（2）母亲坐位或站位均可，以自我感觉舒适为宜。

（3）刺激射乳反射。

（4）吸奶。将乳头放置于吸乳护罩中心部位，手掌托住乳房和吸乳护罩，保持其密封性，但注意避免用力压迫乳房，以免影响乳汁流出，选择最大舒适压力。

第四章 母婴分离的照护

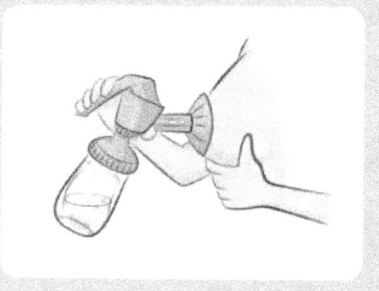
图4-13 手动式吸奶器吸奶

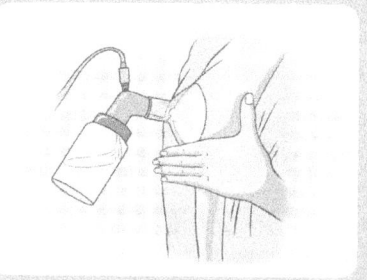
图4-14 电动式吸奶器吸奶

①手动式吸奶器吸奶

a.将手动式吸奶器喇叭罩紧贴在乳头周围的皮肤上,不能漏气。

b.按压手动式吸奶器,使奶液随喇叭罩流入奶液收集瓶内。

②电动式吸奶器吸奶

电动式吸奶器品牌型号不同,结构造型也不同,但都能直接将奶吸入奶瓶。

a.连接电源。

b.将电动式吸奶器的喇叭罩紧贴在乳头周围的皮肤上,不能漏气。

c.按开启模式,使奶液随喇叭罩流入奶液收集瓶内。

(5)将吸引出的奶液倒入奶瓶备用或倒入一次性储奶袋中,排尽空气,封存,写上日期并按需要储存。

★ 4 控制吸奶时间

很多妈妈为了追求吸出的奶量多,一次吸奶1小时,导致乳晕水肿、疲惫不堪。使用吸奶器并不是时间越长越好,吸的时间过长不仅不容易刺激出奶阵,还容易造成乳房损伤。大多数情况下,使用吸奶器吸乳不要超过 15～20 分钟。如果吸了几分钟还没有吸出一滴奶，这时候可以先暂停吸奶，用按摩、手挤奶等方式刺激出奶阵后再接着吸奶。

5 注意事项

（1）吸奶器吸乳要根据母亲的具体情况调节好挡位，注意正确地连接。

（2）吸乳器使用完后，要洗净、沥干、备用。喇叭罩要清洁、消毒后备用。

四、采集母乳的注意事项

（1）母亲洗手后不可接触其他非清洁用品，直至母乳采集结束。

（2）每次母乳采集均应尽量排空双侧乳房，多次采集时不可混装，即已密封的储奶袋不可打开再次装入母乳。

五、以下情况不宜母乳喂养

1 下列情况禁止母乳喂养

母亲患有艾滋病或感染了人类T淋巴细胞病毒、寨卡病毒等；母亲有阿片类药物依赖；母亲服用违禁药品，如苯环利定、可卡因等；母亲长期服用抗癫痫类药物；母亲患甲状腺功能亢进症，尚在用药（甲巯咪唑、硫尿嘧啶等）治疗；母亲患肿瘤，正在进行抗癌治疗，服用甲氨蝶呤等；婴儿患有半乳糖血症、苯丙酮尿症及枫糖尿症等。

2 下列情况母亲需要隔离，可挤出乳汁喂养

母亲患有活动性肺结核、甲型 H1N1 流感、水痘，乳房有疱疹性病变，处于甲肝急性期等。

第四章 母婴分离的照护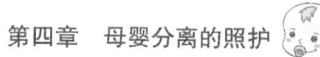

3 母亲患有乙肝

母亲有乙肝可以母乳喂养,新生儿出生后立即接种乙肝疫苗和高效价乙肝免疫球蛋白,以获得被动免疫。

4 母亲患有精神病

母亲患有精神病,应评估对婴儿的安全因素,进行个体化考虑。

5 哺乳期的妈妈再次妊娠

在哺乳期的妈妈再次妊娠,不是母乳喂养的禁忌证,但乳头吸吮可能会刺激宫缩,因此要进行个体化考虑。

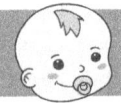

第四节　母乳的储存、解冻与复温

一、母乳的储存

吸出的母乳在吸出和储存的过程中有可能被污染，如果保存不当，会导致细菌的繁殖增生。"国际母乳会"对母乳的保存提出以下建议：吸出来的母乳最好使用适宜冷冻的、密封良好的塑料储存容器密封储存。

母乳采集后储存的方法有三种，即常温保存、冷藏保存和冷冻保存。

（1）常温保存

初乳（产后5天内挤出的奶）在27～32 ℃室温可保存1～2个小时。

成熟母乳（产后5天以后挤出来的奶）在15 ℃室温内可保存24个小时，19～22 ℃室温可保存10个小时，25 ℃室温内可保存6个小时。

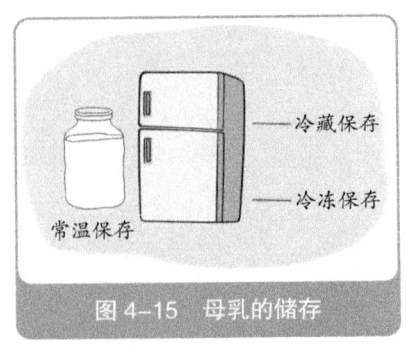

图 4-15　母乳的储存

（2）冷藏保存

4 ℃冷藏室内，经常开关冰箱门的情况下可保存24小时，靠近冰箱后壁最低温处可保存48小时。

（3）冷冻保存

温度在0 ℃以下的深度冷冻室，如

果不经常开门,则保存期长达 3～6 个月及以上。

二、母乳储存的注意事项

(1)保存母乳时,无论是选择常温、冷藏还是冷冻保存,均需使用一次性储奶袋或储奶瓶,或使用经严格消毒的储奶瓶,不要用玻璃瓶,以防冻裂。也不要使用婴儿奶瓶储存乳汁,因为婴儿奶瓶的盖口不够严密,无法保护母乳不受污染。

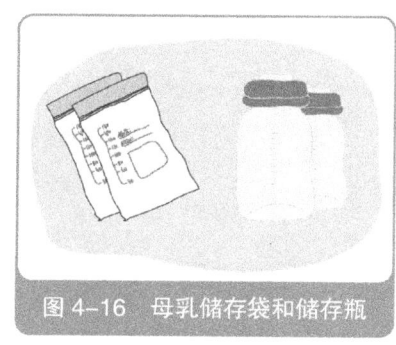

图 4-16 母乳储存袋和储存瓶

(2)新鲜的母乳是早产儿的最佳营养,挤出的母乳应尽可能早地喂养早产儿,新鲜母乳在 25～37℃可以保存 4 小时,15～25℃可以保存 8 小时,2～4℃可以保存 24 小时,≤-18℃可以保存 3 个月。

(3)将婴幼儿每餐所需奶量装入一次性储奶袋时,不要装满,因为冷冻后的奶液体积会膨胀,容易把封口撑开。

(4)排尽储奶袋中的空气后将其密封,放凉后置于冰箱冷藏或冷冻保存。最好选择储奶专用冰箱,条件不允许时可将冰箱腾出一层专门放置母乳,与其他食物隔开,尤其应与鱼类、肉类等生鲜食物分开。注意冰箱使用过程中尽量少开启,冰箱冷藏室应每天清洁一次,并尽量少放其他物品。若存放时间长则必须放入冷冻层,即使准备食用前也不可存放于冰箱门上,因为此处的温度随门的开关波动大,会影响母乳的保存质量。

(5)保存母乳时要在储奶袋或储奶瓶封口后标注采集日期与时间,在保证质量的前提下按先远后近的日期拿取,即先期先用。

（6）储存后的母乳会出现轻微的乳脂上浮现象，在给婴幼儿喂食前，将其摇匀即可。婴幼儿每餐未能吃完的乳液应丢弃。

三、母乳的解冻及复温

从冰箱冷冻室取出的母乳可置于冰箱冷藏室解冻，食用前可在37～40℃温水中加热，也可使用温奶器加热。

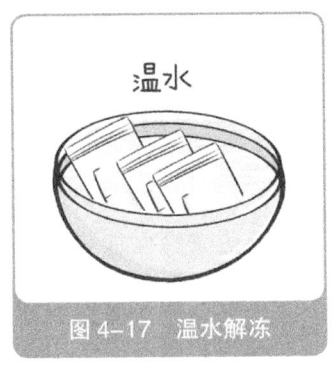

图4-17 温水解冻

1 温水解冻

（1）母乳解冻前准备

①操作者洗净双手，必要时戴口罩。

②准备盛水容器和低于60℃的温水。

（2）母乳解冻步骤

①从冷冻室拿出冻奶放置在冷藏室，让其慢慢自然解冻退冰。

②盛水容器内放入低于60℃的水，加水量以不高出储奶袋口为宜，将解冻退冰后的储奶袋置于盛水容器中隔水加热。

③使母乳完全解冻并升至适宜哺喂的温度。

2 温奶器解冻

（1）母乳解冻前准备

①操作者洗净双手，必要时戴口罩。

②清洗温奶器。

③检查电源，使温奶器处于备用状态。

④温奶器内加水加温至40℃，加水量以不高出储奶袋口为宜。

（2）母乳解冻步骤

①从冷冻室拿出冻奶放置在冷藏室，让其慢慢自然解冻退冰。

②将退冰后的母乳连同容器放入温奶器内复温。

③连接电源，打开开关。

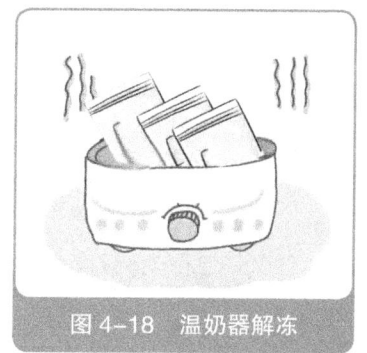

图4-18 温奶器解冻

3 注意事项

（1）母乳不宜使用开水或煮沸加热，也不能用火炉或微波炉加热，以免破坏其中的营养成分。

（2）每次按照喂养量取出母乳，不能反复加热，加热后没吃完的母乳应丢弃。

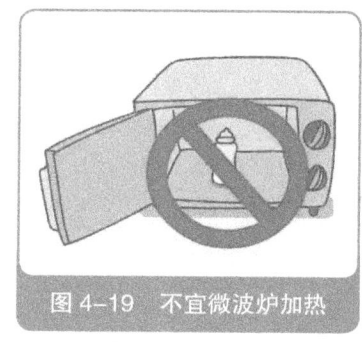

图4-19 不宜微波炉加热

（3）一个储奶袋只能使用一次，解冻后未喝完的母乳需丢弃，不可再次冷冻。给宝宝吃冷藏、冷冻过的母乳时，可先将其盛于奶瓶中，放在62.5℃的水中慢慢加温，时间约30分钟。这种加温法称"巴氏消毒法"，但经过"巴氏消毒法"的母乳会丢失部分营养素和免疫因子。

（4）解冻后但未加热的母乳，放在室温下4小时内仍可食用。如果是从冷冻室中取出放于冷藏室，则24小时内可以食用，但切忌再放回去冷冻。

（5）用温水加热过的解冻奶，放在冷藏室4小时内仍可食用，但不可再次冷冻。

4 可能发生的情况——母乳污染

（1）原因

①采集母乳时，清洁、消毒工作不到位。

②储存温度不当、时间过长。

③重复加热或加热不均匀。

④冷冻母乳复温后再次冷冻或冷藏。

（2）预防

①在加温、取奶的整个环节中均要注意清洁、卫生。母乳加热后应从开口处倒出；操作者双手不能触碰奶瓶口及袋中奶液；奶瓶及奶嘴必须高温消毒。

②温奶器中的水要每8小时更换1次。每日将水放满至安全线后，调温至100℃煮沸10分钟，再将水放掉。

③储袋奶加热后不能再放回冰箱。

四、奶瓶喂哺母乳

奶瓶喂哺母乳的步骤

（1）哺乳者清洗双手，必要时戴口罩。

（2）确保母乳温度适宜，乳汁无沉淀。

（3）呼唤宝宝的名字，与之沟通，如"宝宝该吃奶了"，给宝宝戴上围嘴或垫上纸巾，避免弄湿衣物。

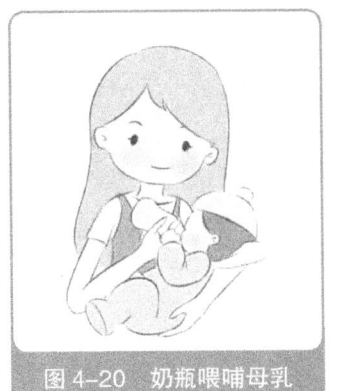

图4-20　奶瓶喂哺母乳

（4）将宝宝抱于怀中，让宝宝上身靠在一只手的肘弯里，手臂托起宝宝臀部，保证宝宝整个身体呈45°倾斜。

（5）将奶瓶倾斜倒置，让整个奶嘴充满奶液，再次滴几滴奶液在哺乳者前臂内侧皮肤处试温，确保奶液温度适宜。将奶嘴轻轻

第四章 母婴分离的照护

靠近宝宝嘴边，刺激宝宝觅食反射，使其自行寻找奶嘴。

（6）等宝宝吸入奶嘴后，注意观察其吸吮情况，奶瓶的角度要随奶液液面的高度进行调整，以保证奶嘴内充满奶液。

（7）擦净宝宝口周奶渍。

（8）为宝宝拍嗝，详见第三章第三节"呛奶的预防"。

（9）清洁、消毒奶瓶及奶嘴。

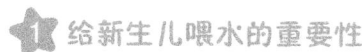

喂哺前必须洗手，哺乳者双手不能碰触奶瓶口和奶嘴。

五、给新生儿喂水

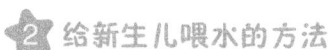

人体内大部分是水，年龄越小，体内水分所占比例越高。足月儿水分约占体重的75%，早产儿占80%左右，成人占60%左右。由于新生儿体表面积较大，每分钟呼吸次数多，水分蒸发量也较多，而他们的肾脏为排泄代谢产物所需的液体量也较多，因此，新生儿按每千克体重计算，所需的液体较多。在第一周以后，新生儿每天需要的液体量为每千克体重120~150毫升。有专家认为母乳喂养的新生儿不需要喂水，但用牛奶喂养或炎热夏季出生的新生儿，应注意喂水。

给新生儿喂水的方法

（1）用勺子喂水的步骤

①将开水倒入碗里。

②用勺子在碗里搅拌一会儿，让开水凉得快一些。

③给宝宝戴上围嘴，以免弄湿衣服。

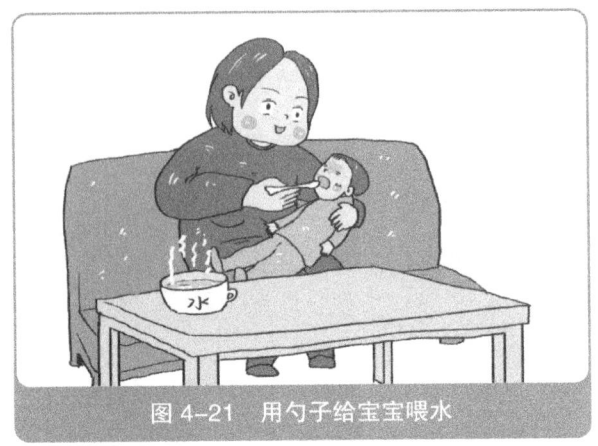

图 4-21 用勺子给宝宝喂水

④把宝宝竖立直抱或者倾斜抱着。

⑤用勺子舀一勺温开水滴在操作者的手腕内侧处，如果水的温度合适，则可以开始给新生儿喂水。

⑥将装着水的勺子慢慢地放到宝宝的嘴边，注意勺子不要装得太满。

⑦等到宝宝张大嘴时，将勺子放进宝宝嘴里，稍稍向口腔的一侧倾斜即可。

（2）用奶瓶喂水的步骤

①将温水倒入奶瓶内。

②给宝宝戴上围嘴，以免弄湿衣服。

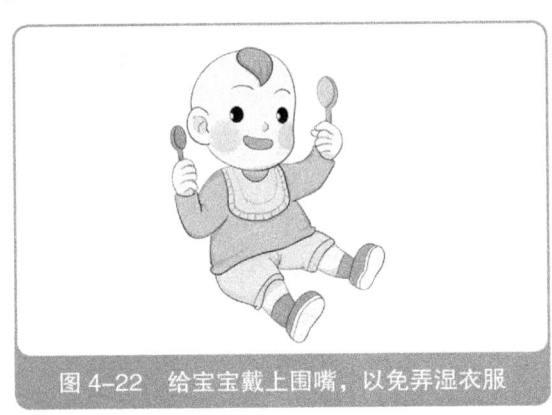

图 4-22 给宝宝戴上围嘴，以免弄湿衣服

③把宝宝竖立直抱或者倾斜抱着。

④将奶瓶内的温开水滴在操作者手腕内侧处，如果水的温度合适，则可以开始给新生儿喂水。

⑤将奶嘴轻轻靠近宝宝嘴边。

⑥等宝宝吸入奶嘴后，将水充满整个奶嘴，并将奶瓶略微转动，以防宝宝吸入过多空气。

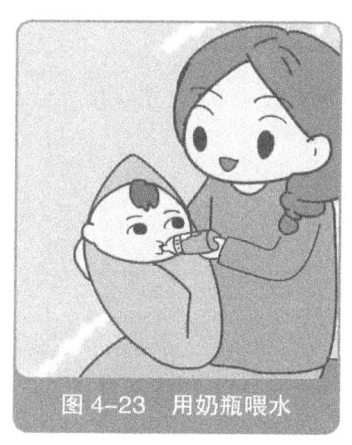

图4-23　用奶瓶喂水

3 给新生儿喂水的注意事项

（1）不能等到新生儿口渴时再喂水，而要定时喂。新生儿是"水做的娃娃"，年龄越小，身体含水量越高。如果失水量达体重的10%以上就会危及生命。新生儿不会表示口渴，有时哭闹，实际上是口渴而不是饥饿，而当宝宝口渴要求饮水时，身体已经处于轻度脱水的状态。因此，应养成定时给宝宝喂水的好习惯。

（2）给宝宝喂水的最佳时间是早晨和午睡起床后，以提供起床后运动的水分需要。

（3）在活动过程中，宝宝会失去较多的水分，此时一定要注意及时补充。

（4）餐前半小时至 1 小时要给宝宝喂适量的水，使水分及时补充到全身细胞中。

（5）夏季即使天气非常炎热，也不能给宝宝喂冰水。

（6）要保持宝宝饮用水的卫生。如果家里用的是饮水机，一定要按要求定期清洁污垢。给宝宝喂水的奶瓶或杯子一定要每天消毒。

第五章
新生儿沐浴

第一节　概述
第二节　新生儿沐浴的方法
第三节　新生儿沐浴问题解答

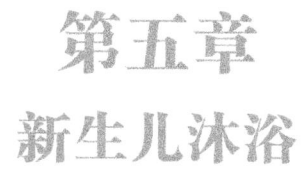

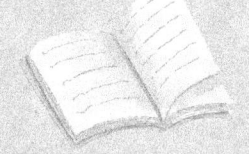
从陌生到精通：新生儿养护必读

第一节 概述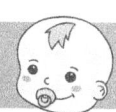

一、新生宝宝皮肤的特点

皮肤是人体重要器官之一，它具有屏障、吸收、感觉、分泌、排泄、体温调节、代谢和免疫等多种功能。新生宝宝的皮肤具有如下特点：

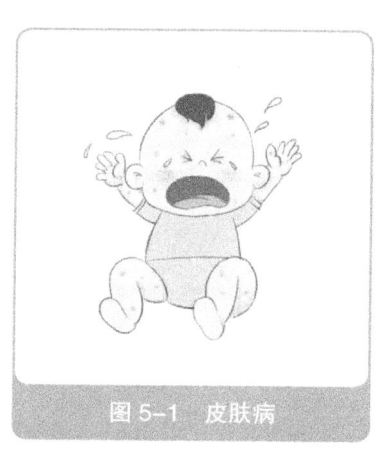

图 5-1　皮肤病

（1）新生宝宝皮肤娇嫩、敏感，局部防御能力差，易受伤破损，所以环境不洁或护理不当均可造成宝宝局部皮肤出现皮炎，甚至感染。

（2）新生宝宝的皮肤娇嫩柔软，抵抗能力比较差，同身体其他器官一样，结构尚未发育完全，如果照料者在照料时稍有不慎，宝宝便会出现一些皮肤问题，如损伤、感染等。

（3）新生宝宝的皮肤非常脆弱，其皮肤的厚度只有成人的十分之一，细胞间隙大，"砖墙"结构不紧密。新生儿的皮肤屏障薄、失水快、褶皱多、汗腺密度大，因此宝宝患病后极易引起脱水等症状。

（4）新生宝宝出生后具有一层特有的胎脂，可完整地保留在皮肤表面，起到保护皮肤、保暖的作用，沐浴时不要洗掉。

（5）体表面积大。新生儿体质量较小，体表面积相对较大。体表面积与体质量的比值是成人的5倍，由于体温调节中枢不完善，皮下脂肪少，体表面积大，所以护理不当或保暖不当时极易造成其体温下降。由于新生儿体表面积与体质量的比值比成人高，涂抹于新生儿皮肤上的物质也易于吸收，所以一旦新生儿皮肤接触到刺激性物质极易产生过敏反应。

（6）控制酸碱能力差。成人皮肤表面呈酸性（pH值<5），可防止细菌等微生物的入侵。足月新生儿出生时皮肤表面呈碱性（pH值>6），出生后几天内pH值下降到5.4～5.9，而皮肤的酸性环境可防止某些病原微生物的入侵。例如，新生宝宝使用尿布，由于尿液的作用使皮肤pH值变高，导致皮肤表面的酸性环境被破坏而减弱其保护作用，易引起尿布疹，臀部皮肤红斑或感染。

（7）体温调节能力差。新生宝宝皮肤皮下脂肪不足，汗腺和血管还处在发育中，体温调节能力差，环境温度过高容易产生热痱，环境温度过低容易发生新生儿硬肿病。

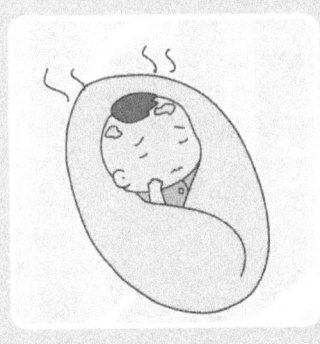
图5-2 胎脂

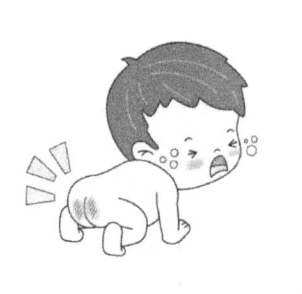
图5-3 臀部皮肤红斑

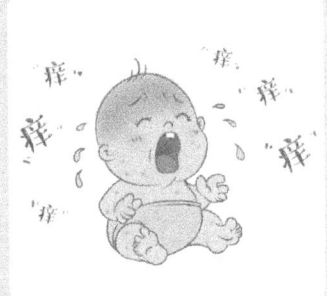
图5-4 热痱

二、新生宝宝皮肤护理的要点

（1）通常情况下，沐浴的频率为每日或隔日一次。

（2）脐带一般在5～15天脱落，日常护理用75%的酒精消毒脐带残端、脐轮和脐窝，尿布上端勿遮挡脐部，避免尿粪污染脐部。

（3）护理者每天在沐浴、抚触或皮肤护理前要仔细观察新生儿皮肤情况，如皮肤颜色是否异常，皮肤有无破损，皮肤褶皱部位有无粉扑等异物，眼睛、鼻腔有无分泌物，口腔内有无异常，脐部是否干燥，臀部有无疹子、红斑、糜烂等情况。

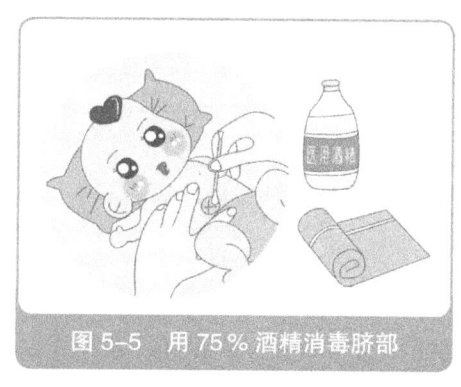

图5-5　用75%酒精消毒脐部

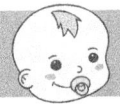

第二节　新生儿沐浴的方法

一、新生宝宝沐浴的意义

（1）新生宝宝沐浴可以清洁宝宝的皮肤，保持宝宝身体的洁净，还可使宝宝身心愉悦，同时可预防皮肤感染。

（2）新生宝宝沐浴有利于宝宝皮肤的血液循环，可促进其健康。

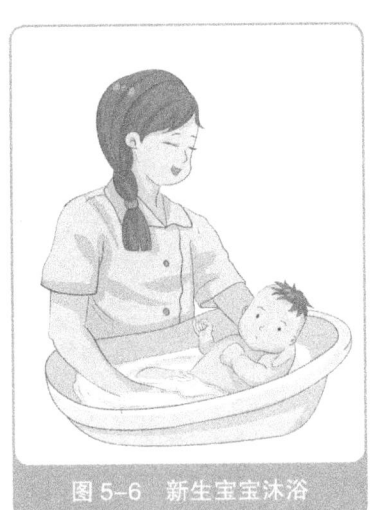

图5-6　新生宝宝沐浴

（3）新生宝宝沐浴可协助宝宝皮肤的排泄和散热。

（4）新生宝宝沐浴可以丰富对宝宝皮肤的感觉刺激，促进新生儿感知觉的发展。

（5）新生宝宝沐浴为宝宝提供了嬉戏和运动的机会。

（6）新生宝宝沐浴时，家长可以观察到宝宝的健康状况，更多地抚触宝宝，与宝宝进行更多的交流和互动。

二、宝宝沐浴

1 沐浴前准备

（1）环境准备

冬季应关闭门窗，室温控制在 26～28 ℃，如不能达到室温要求，可用取暖器、油汀等，使洗澡盆周围温度达到上述要求。

（2）用物准备

准备好洗澡用的浴巾、毛巾、婴儿沐浴盆、沐浴露、洗发液、替换的衣服、尿布（纸尿裤）、包被以及清洁脐带用的酒精、棉签、婴儿爽身粉、护臀霜等。水温一般控制在 40 ℃左右。

（3）宝宝准备

给宝宝沐浴，应在喂奶后 1～2 小时或喂奶前半小时、宝宝觉醒时进行。沐浴前可为宝宝做体操热身。

（4）家长准备

家长如为长发则要束发，须取掉手表、首饰，必要时戴口罩，清洁双手。

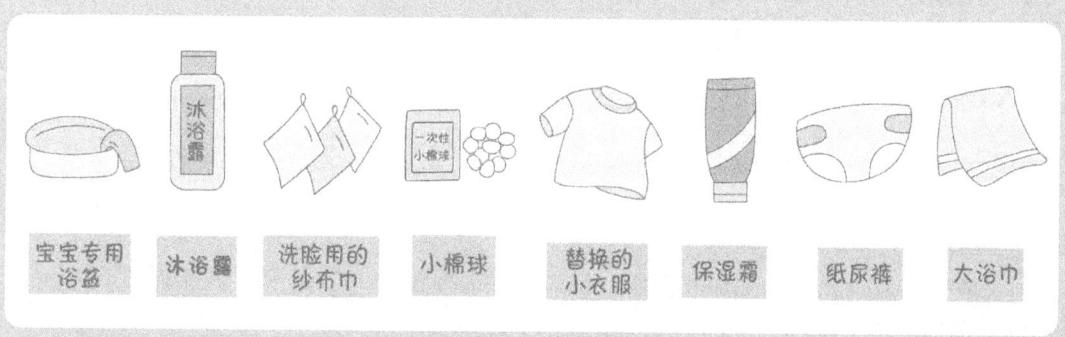

图 5-7 新生宝宝沐浴用物准备（部分）

2 沐浴的步骤

（1）摆放用物

①按使用顺序备好浴巾、衣服、尿布、包被等。

②浴盆内备热水，水温37～40℃，备水时水温稍高2～3℃。

（2）与宝宝沟通，告知宝宝"要洗澡了"。边给婴儿脱衣服、解开尿布，用湿巾擦净臀部，边与宝宝说话。

（3）先用浴巾把宝宝下半身包好，以左前臂托住婴儿背部，左手掌托住头颈部，拇指与中指分别将婴儿双耳郭折向前按住，防止水流入造成内耳感染，操作者左臂及腋下夹住婴儿臀部及下肢，将头移至盆边。

（4）用小毛巾或棉球擦洗婴儿双眼，方向为由内眦向外眦；接着擦洗面部，注意擦洗耳后皮肤皱褶处；用棉签清洗鼻孔，洗发液清洗头部，用清水洗净，干毛巾擦干。

（5）左手握住婴儿左臂及腋窝处，使头颈部枕于操作者左前臂；用右手握住婴儿左腿靠近腹股沟处，将婴儿轻轻放入水中。

保持左手的握持，用右手抹沐浴液按顺序洗颈下、胸、腹、腋下、上肢、手、会阴、下肢，边洗边冲净沐浴液。

（6）右手从婴儿前方握住其左肩及腋窝处，使其头颈部俯于操作者右前臂，左手抹沐浴液清洗婴儿后颈、背部、臀部及下肢，边洗边冲净沐浴液。

（7）按放入水中的方法将婴儿从水中抱出，迅速用浴巾包裹其全身并将水分吸干。

（8）脐带未脱落，用络合碘或75%的酒精消毒，范围包括脐带残端和脐周。在颈下、腋下、腹股沟处涂婴儿爽身粉，女婴注意遮盖会阴部。

（9）臀部擦护臀霜。

第五章 新生儿沐浴

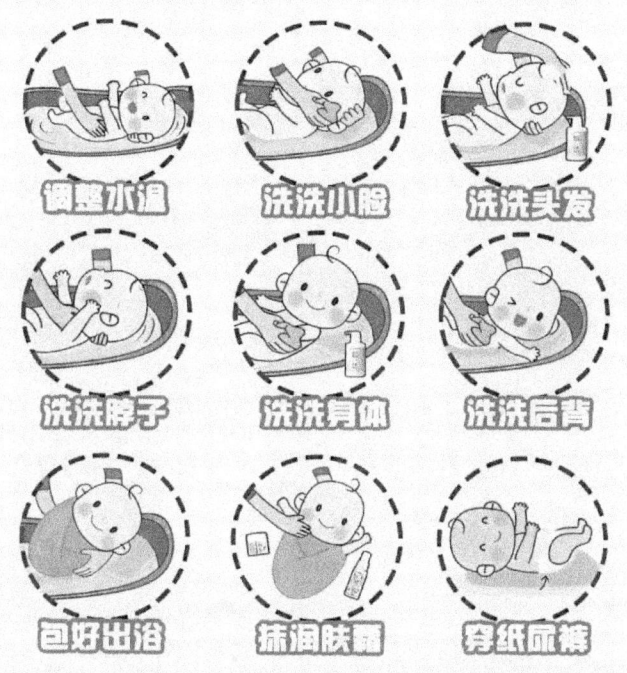

图 5-8 沐浴的步骤

（10）包好尿布，穿衣。

（11）脐带脱落后可将宝宝浸泡在浴盆内洗澡，在盆底放一条毛巾，水面深度齐腰部为适宜，洗澡顺序同上。宝宝皮肤有湿疹时不要用香皂，只用清水洗即可。沐浴结束，母亲可以喂奶，然后让宝宝舒舒服服睡一觉。

3 宝宝沐浴的注意事项

（1）备齐用物，做好沐浴前环境准备工作。

（2）操作者动作敏捷、轻巧，冬天宝宝衣服要预热，避免宝宝受凉。沐浴一般 5～10 分钟完成。

（3）宝宝沐浴前后的用物（如衣服和尿布）要分开放置。

（4）宝宝穿脱衣服的打包台要平整、柔软、宽敞，以免操作时碰撞损伤宝宝。

（5）操作者动作要稳妥、轻巧、准确，并注意与宝宝进行语言、眼神沟通。

三、擦浴

什么情况下给宝宝擦浴

寒冷的冬天在室温达不到要求时或对于低出生体重儿，为了保持宝宝的皮肤清洁而又恐丢失大量热量使其受凉，可采取擦浴的方法。擦浴前准备及擦浴的注意事项同前文宝宝沐浴。

给宝宝擦浴的步骤

（1）操作者用右手拿着小毛巾，先将宝宝的眼睛擦净，然后擦脸，再擦耳部、耳后，最后擦洗头部，若头部有血肿者，应避免过多碰触，但头部血痂及污垢应轻轻擦洗干净。

（2）搓洗毛巾后，擦洗宝宝的颈部，特别要注意颈下和颈后皮肤皱褶部位。擦浴时应观察宝宝全身有无异常。

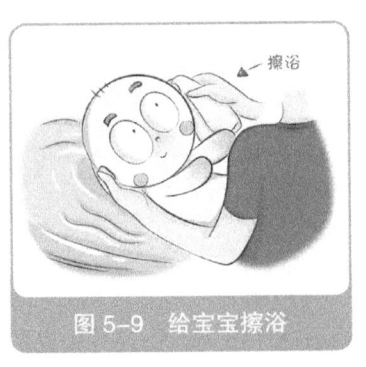

图 5-9　给宝宝擦浴

（3）解开宝宝的衣物，用毛巾依次擦洗胸部、腋下、腹部、背部、手掌；清洁毛巾后再擦洗会阴部、臀部、下肢。注意：擦洗过程中应多次搓洗毛巾。

（4）擦洗完毕，迅速为宝宝穿上洁净衣服。

（5）其余步骤同宝宝沐浴。

第三节 新生儿沐浴问题解答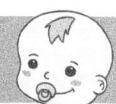

一、新生宝宝出生后何时开始洗澡？

新生儿在出生 24 小时后可以开始洗澡，推荐使用盆浴，建议在喂奶后一小时或者是两餐奶中间给宝宝洗澡。

二、新生宝宝一天洗一次澡可以吗？

洗澡的频率应根据每个宝宝的个体需要来确定，还要结合不同的季节、不同的地区等综合因素进行考虑，一般一天一次或隔天一次。

三、怎样除去头皮上的胎垢？

⭐ 什么是胎垢

有些宝宝，尤其是较胖的宝宝，在头顶部位的头皮上，堆积着厚薄不匀的黄色油腻状痂皮与鳞屑，有时可累及前额、眉间、耳后，用清水很不容易洗掉，俗称"胎垢"，医学上称之为"脂溢性皮炎"。

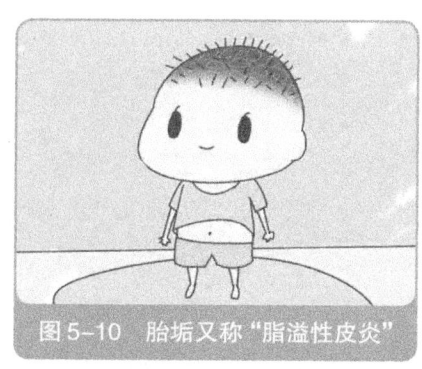

图 5-10　胎垢又称"脂溢性皮炎"

2 祛除方法

可用纱布蘸上植物油（如麻油、茶油等），外敷于头皮上，等2～3个小时后痂皮浸软，比较薄的头皮胎垢会自然脱落下来，比较厚的头皮胎垢一次不易脱落，须再次涂些植物油，稍等一段时间，就可以用湿毛巾轻轻擦去痂皮了。

3 注意事项

（1）清洗时动作要轻柔，不能用手指甲抠头皮，也不能用手去剥离头上的胎垢，更不要用成人用的硬木塑料梳子用力去刮，以免损伤新生儿头皮。

（2）为保证植物油的清洁，一般可以先将植物油加热消毒，然后放凉备用。某些以植物油成分为主的婴儿油也是帮助新生儿清洗胎垢的较好选择。

（3）当新生儿头皮胎垢松软但还没有脱落时，可用细小的软梳子（注意梳的齿必须是钝的）慢慢地、轻轻地梳一梳，厚的头皮胎垢就会脱落，然后再用婴儿皂和温水洗净头部的油污。

（4）新生儿囟门处也可清洗，只要注意动作轻柔，是不会给新生儿带来伤害的。

（5）清洗后用干毛巾将宝宝头部擦干，冬季可在洗后给宝宝戴上小帽子或用毛巾遮盖头部，防止宝宝受凉。

（6）宝宝头上的胎垢对其健康没有影响，宝宝也没有不适的感觉，只是外观上觉得不好看，但一般在4～5个月后会逐渐自然消退。

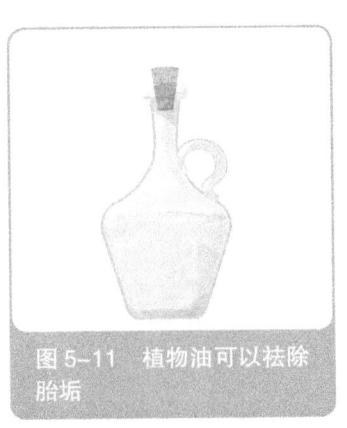

图5-11 植物油可以祛除胎垢

四、怎样给宝宝洗头发？

1 给宝宝洗头前的准备

（1）操作者调节室温至26～28℃。

（2）备齐用物：准备好洗头用的毛巾、婴儿洗发露、水盆等。用手腕内侧测试水温，感觉不凉不烫即可，或用水温计测温，温度为38～40℃即可。

2 洗头步骤

抱起宝宝，将宝宝身体轻轻夹在一侧腋下，夹住宝宝的臀部及下肢；手掌托住宝宝头颈部，拇指与中指分别将宝宝双耳郭折向前面，轻轻按住，堵住外耳道口；将宝宝头发打湿，操作者在手上倒入适量无刺激性的婴儿洗发露，然后轻轻涂抹于宝宝头上，并柔和地按摩宝宝头部；用清水冲洗干净（注意保护眼、耳、鼻，防止水进入）；用大毛巾擦干头发。

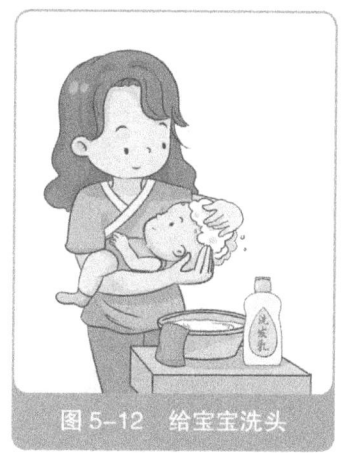

图5-12 给宝宝洗头

3 注意事项

（1）给宝宝洗头宜在喂奶前或喂奶后1小时进行，防止溢奶、误吸。

（2）要与宝宝沟通。给宝宝洗头前，先要呼唤宝宝的乳名，告诉宝宝"要给宝宝洗头发啦"，让宝宝有准备并愉快地接受洗头。

（3）囟门是新生宝宝脑颅的"窗户"，很容易受到外界不利因素的侵害，清洗时手指应平置在新生儿囟门处轻轻揉洗，不要强力按压或强力搔抓，更不能以硬物在新生儿囟门皮肤处刮划。

此外，不要给宝宝剃光头。很多地方有给宝宝剃光头的习惯，认为出生的头发是胎毛，剃光后可使以后长出来的头发变得密些、黑些，这是对剃发的误解，没有任何科学依据。

宝宝出生时头发多少、颜色各不相同，与宝宝长大以后头发的多少和色泽的深浅没有直接的关联。宝宝的头发不仅对宝宝头部有保护和保暖作用，并且也能让宝宝形象更美观，应保留下来。此外，宝宝的头皮很娇嫩，理发时容易损伤头皮，引起感染。

五、怎么做好宝宝的脐部护理？

新生宝宝脐带的直径为1厘米左右，剪断后对相对弱小的新生宝宝来说是一个很大的伤口，如护理不当，将成为病原菌侵入机体的重要门户，可引起新生儿破伤风、新生儿败血症等疾病，因此学会做好新生宝宝的脐部护理至关重要。

（1）脐部护理最重要的是保持干燥和通风，在正常情况下不宜用纱布覆盖或用尿布包住。

（2）在为宝宝做脐部护理前，操作者必须用七步洗手法洗净双手。

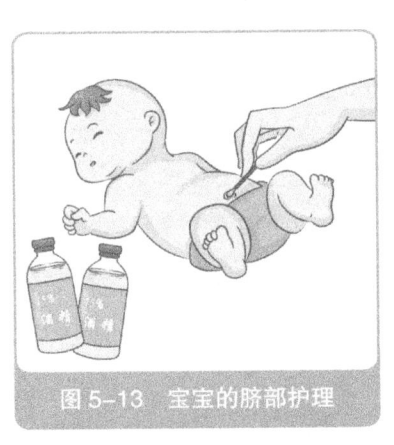

图5-13　宝宝的脐部护理

（3）与宝宝沟通。可边暴露宝宝肚脐，边与宝宝讲话，呼唤宝宝名字，告知宝宝："看看你的脐带，为你清洁脐带啊。"

（4）用蘸满75%酒精的棉签擦拭脐带，方法为先由上而下擦拭整条脐带，再换一根酒精棉签深入肚脐底部消毒，最后可以用络合碘给肚脐周围的皮肤消毒。

（5）脐带脱落后，仍要按上述方法继续护理2～3天，直到肚脐眼完全收口、干燥为止。

（6）脐部每日护理2～3次，如果脐带弄湿（如洗澡）则须重新消毒，保持干燥。

（7）脐带脱落后，宝宝肚脐应定期以棉花蘸清水轻轻清理，以保持干净。

（8）特殊情况的脐部护理。

①脐带少量出血，可用碘伏消毒出血部位，每日3～4次。

②脐窝里有分泌物，每天洗澡之后用棉签蘸上75％酒精，一只手提起脐带的结扎线，另一只手用酒精棉签仔细分离脐窝和脐带根部周边的粘连部分，用更换后的酒精棉签从脐窝中心向外转圈擦拭，擦拭干净后再把提过的结扎线涂上酒精消毒。

③如果宝宝9～10天后脐带尚未脱落，或脐带脱落后渗血不止，应去医院就诊。

如果出现上述特殊情况，那么原因通常为宝宝的肚脐眼中央可能长了小肉芽，必须去医院将其处理掉，肚脐眼才会收口。

六、宝宝的指甲过长怎么办？

宝宝的指甲过长，甲缝中容易藏污纳垢，成为疾病的传染源，同时也很容易抓伤自己和照护者，应及时修剪。修剪时应掌握以下技巧：

（1）选择宝宝安静时修剪。如在宝宝熟睡时修剪，切不可选择宝宝烦躁时。

（2）选择合适的指甲剪。可选择钝头

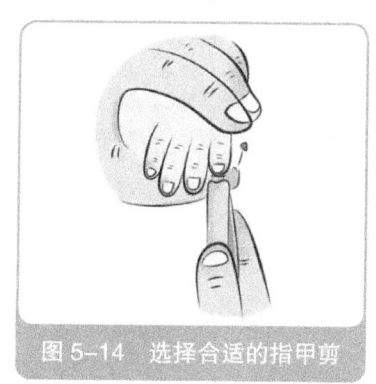

图5-14 选择合适的指甲剪

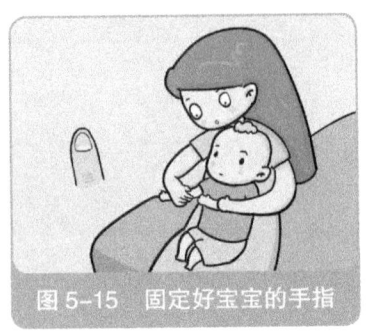

图 5-15　固定好宝宝的手指

的、前部呈弧形的小剪刀或指甲剪。市面上有专门的宝宝指甲剪销售。

（3）固定好宝宝的手指。帮宝宝剪指甲时，让宝宝背部对着照护者坐在其大腿上，剪指甲时一定要抓住宝宝的小手，避免宝宝因晃动手指而被剪刀弄伤。

（4）剪刀不可紧贴宝宝指甲，以防剪到指甲下的嫩肉。修剪者用一手的拇指和食指握住宝宝的手指，另一手持剪刀从甲缘的一端沿着指甲的自然弯曲轻轻地转动剪刀，将指甲剪下。

（5）修剪后检查。剪完指甲后要检查一下指甲边缘有无方角或尖刺，若有应修剪成圆弧形或用指甲锉将指甲磨平。

（6）修剪指甲后给宝宝洗手。如果宝宝指甲下方有污垢，不可用锉刀尖或其他锐利的东西清除，在剪完指甲后给宝宝洗手可清除指甲下方的污垢。

（7）误伤后的处理。如果不慎误伤了宝宝手指，应尽快用消毒纱布或棉球压迫伤口，直到流血停止为止，再用络合碘消毒，必要时上医院处理。

七、宝宝沐浴时如何观察皮肤？

宝宝沐浴时，全身皮肤裸露，是最好观察皮肤有无异常的时机，那么如何观察呢？

（1）观察皮肤的颜色。观察宝宝的皮肤是否有黄疸和青紫，臀部有无红疹、红斑等。

（2）观察皮肤褶皱较多的部位，如耳后、颈部、腋窝、肘窝、腹股沟及腘窝处等；观察皮肤是否脱皮、干燥，有无皮疹、皮肤破损，有无不洁的残留物，如阴囊褶皱处有无未清洗干净的大便，腋窝处有无扑粉干燥后的硬块等。

（3）观察宝宝眼结膜、鼻黏膜、口腔黏膜是否充血、有分泌物等。

（4）观察宝宝脐带残端有无脱落、出血、分泌物、异味等，脐轮有无红肿等。

（5）观察宝宝头皮上是否有痂块等。

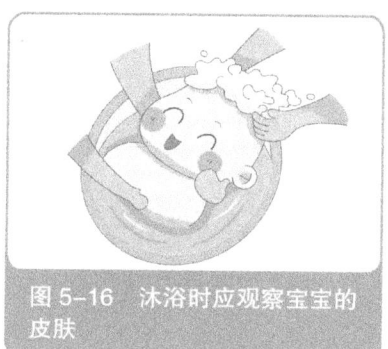
图 5-16　沐浴时应观察宝宝的皮肤

八、男宝、女宝沐浴有什么不同吗？

男宝、女宝沐浴的步骤和方法是一样的，没有什么不同。

但洗澡时要注意清洗干净宝宝的外生殖器，给女宝宝清洗会阴部时要注意从会阴部前方往后清洗，不要来回擦洗。注意不要在生殖器附近涂抹爽身粉，以防粉尘从阴道口进入体内，引发不适。

给男宝宝清洗外生殖器时要注意仔细清洗干净阴囊褶皱处，特别是纸尿裤或尿片内包裹有大便时，更应仔细、轻柔擦洗干净阴囊褶皱及大腿根部的皮肤。

九、什么是尿布皮炎？

尿布皮炎又叫尿布皮疹、臀部红斑（俗称红臀），是一种新生儿常见的皮肤病，损害部位往往与尿布覆盖部位一致，如外生殖器、会阴、臀部，甚至延及大腿、腰部、腹股沟、臀缝等处。

尿布皮炎又可分为刺激性尿布皮炎、念珠菌性尿布皮炎、摩擦性尿布皮炎等。其中刺激性尿布皮炎是尿布皮炎最常见的

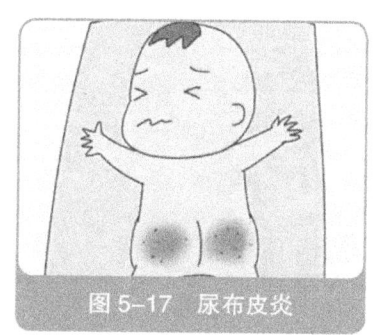
图 5-17　尿布皮炎

形式，皮肤损害部位出现在紧密接触尿布的皮肤，范围包括臀部、下腹部、生殖器和大腿上部等部位。其次是肛周炎，炎症局限于肛门周围，多见于有腹泻的患儿。在尿布覆盖区域可有浅表性溃疡，腹股沟、生殖器部位呈红色卫星状融合损害。

病变部位皮肤首先发红、粗糙，有细小鳞屑，继而出现患处皮肤大片潮红、斑丘疹和丘疹，边缘清楚，并逐渐增多，如不处理则很快出现小水疱，偶尔可有针尖样小脓疱。重者有糜烂、渗液甚至溃疡，容易发生细菌或念珠菌属的感染。合并感染者可见脓疱、糜烂甚至溃疡。

十、如何护理患有尿布皮炎的宝宝？

（1）勤换尿裤，根据宝宝的具体情况，一般可每3～4小时换一次尿裤，如用尿布，尿布随脏随换。宝宝每次大小便后都用温水洗净其臀部，用不含酒精的柔湿巾轻轻吸干臀部水分，换上干净尿裤。

（2）每次给患儿更换尿布时可用鞣酸软膏外涂，若出现臀部皮肤发红，需要使用皮肤保护膜对其进行保护，保护膜可使皮肤与大小便隔离。

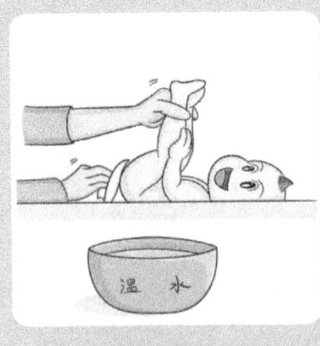
图5-18　用温水洗净臀部

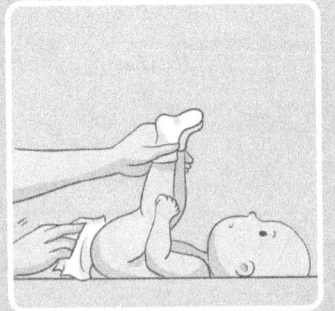
图5-19　用柔湿巾擦干臀部水分

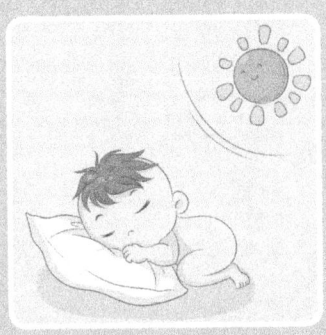
图5-20　暴露疗法

（3）宝宝臀部皮肤如有破溃糜烂，可选用氧化锌软膏促进伤口细胞的生长或者用具有收敛作用的护肤粉适量外涂。

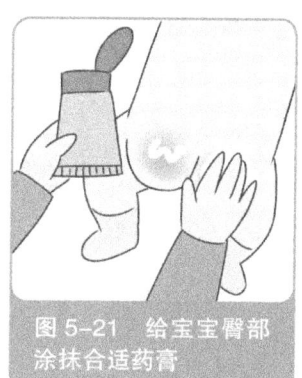

图 5-21 给宝宝臀部涂抹合适药膏

（4）宝宝臀部如出现细菌感染，可涂莫匹罗星软膏。

（5）经上述处理，宝宝的尿布皮炎在 1～2 天后会迅速好转，痊愈。如果越来越严重，应及时就诊。

（6）腹泻和乳糖不耐受患儿，可遵医嘱予以去乳糖奶粉，必要时加用肠道收敛药物。

（7）采用局部吹氧。局部吹氧治疗可保持皮肤干燥，抑制细菌滋生，防止炎症扩散，通过治疗可使创面处于高氧环境，增加局部组织供氧，进而促进创面修复。尤其是中重度新生儿尿布皮炎患儿常合并多种细菌感染（以白色念珠菌感染最为常见），给予吹氧治疗能改善无氧环境，在保持创面干燥的同时抑制厌氧菌滋生，促进局部组织细胞增生繁殖，进而利于糜烂溃疡组织修复。吹氧一般直到患儿臀红处的皮肤干燥、无渗液为止，每次吹氧时注意保暖、避免着凉。

（8）暴露疗法。暴露疗法适合气温高的夏天，宝宝不易受凉。暴露疗法就是将宝宝清洗干净的臀部暂不包裹尿片或纸尿裤，让其暴露在空气中，使臀部的皮肤干燥、清爽，利于皮肤修复。注意暴露时间视情况而定，不宜过长，每日 2～3 次。

（9）红外线照射。

十一、宝宝洗澡时有哪些安全隐患？

1 防呛水

在为宝宝洗澡的全过程中，宝宝的头部要始终高于水面，特别是在为宝宝清洁头面部时，要格外小心，所用清洁毛巾要拧干，不能滴水。

2 防烫伤

洗澡前先用水温计测试水温，任何情况下热水龙头的水都不能直接淋到宝宝皮肤上。

3 防坠床

不能将宝宝单独置于洗澡台上或放于床的边缘，以免坠落。

4 防跌伤

给宝宝洗澡时家长应穿防滑鞋，浴室放置防滑垫，避免因地面湿滑跌倒或被其他物体绊倒而导致宝宝跌伤。

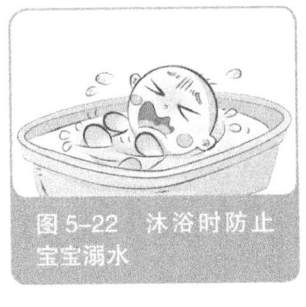

图5-22 沐浴时防止宝宝溺水

5 防溺水

任何情况下发生任何事情都不能把宝宝单独放在浴盆中，哪怕是一秒钟都不行，以防宝宝溺水。

6 防溅水

沐浴时防止洗澡水溅入宝宝眼睛、口鼻里，洗发时防止水流进耳朵里。

7 防损伤

宝宝全身柔软，皮肤滑嫩。在为其洗澡的过程中要动作轻柔，扶持牢靠、稳妥，避免伤及宝宝的皮肤或因滑脱引发意外伤害。

第六章
新生儿抚触

第一节　概述
第二节　宝宝抚触的方法
第三节　实施宝宝抚触问题解答

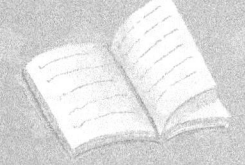

从陌生到精通：新生儿养护必读

第一节 概述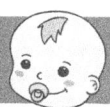

一、什么是新生儿抚触

新生儿抚触，也叫新生儿触摸，是通过触摸皮肤，即对宝宝进行头部、胸腹部、四肢、背部、臀部等处皮肤的接触和抚摸，以刺激皮肤感受器并上传到中枢神经系统，促进宝宝的生理成长、神经系统反应和身心发展。

二、新生儿抚触对宝宝的好处

（1）可以促进母婴情感交流。

（2）促进新生儿神经系统的发育。

（3）促进宝宝免疫系统的完善，提高其免疫力。

（4）加快宝宝对食物的吸收。

（5）减少婴儿哭闹，增加其睡眠质量。

（6）增加宝宝对外界环境的认知，促进宝宝身心健康发育。

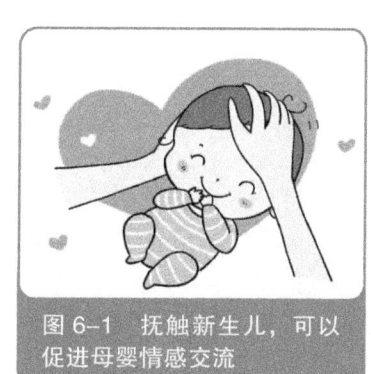

图 6-1 抚触新生儿，可以促进母婴情感交流

三、心理营养对宝宝成长的意义

1959年，美国心理学家哈洛及其同事报告了一项研究成果：让新生的婴猴从出生第一天起同母亲分离，以后的165天中同两个母亲（铁丝妈妈和布料妈妈）在一起。铁丝妈妈的胸前挂着奶瓶，布料妈妈没有。当婴猴同铁丝妈妈在一起时虽然能喝到奶，但它们宁愿不喝奶，也愿同布料妈妈待在一起。哈洛由此得出结论，身体接触对婴猴的发展甚至超过哺乳的作用，因为只有有饮食需要时，它们才去找铁丝妈妈，其余大部分时间则依偎在布料妈妈的身上。虽然这个实验的研究对象是猴子，但许多心理学家认为，它对人类婴儿同样适用。

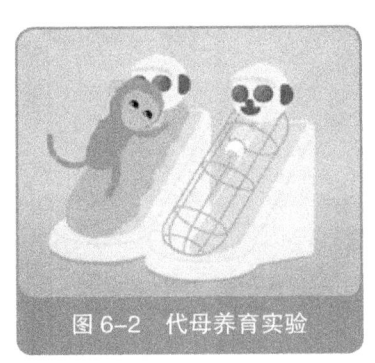

图6-2 代母养育实验

按照大多数父母的理解，新生的婴儿只要能够为其提供充足的生理营养，便能让其健康发展。但是，哈洛的实验结论与人们通常的理解和观念恰恰相反，得到充分爱与关怀的新生儿，其身心都更加健康，其抵御疾病的能力也会增强；而只得到充分的食物却得不到充分的爱与关怀的新生儿，会产生焦虑与不安的情绪，更容易哭泣，更容易生病。

因此，即使是新生儿，需要的也不只是生理的营养，还有母亲的关心和爱抚。这种心理需要，不亚于其对生理的需要，心理需要对其发展所起的作用和意义甚至超过了生理需要。

第二节 宝宝抚触的方法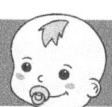

一、抚触前准备

1 操作者准备

操作者衣着整洁、柔软,取下戒指、手表或胸前饰物等,按七步洗手法洗净双手。

2 物品准备

平整的操作台、抚触油、温度计、毛巾、一次性纸尿裤、干净衣服、浴巾或毛毯、包被。

3 环境准备

室内安静、整洁,光线柔和,关好门窗,将室内温度调节为 26～28 ℃,播放柔和的音乐。

4 婴儿准备

宝宝觉醒,裸体(胸腹部盖小毛巾),处于两餐食奶之间的时间段,心情愉悦。

二、抚触步骤

（1）将毛毯或浴巾平铺在操作台面上，将宝宝裸体抱放于毛毯或浴巾上。

（2）操作者立于宝宝足侧，与其面对面，目光温和、平视宝宝，并进行情感交流。

（3）操作者掌心倒少许按摩油，对掌轻轻按摩，以温暖双手。

（4）抚触的顺序为：额面、头部、胸部、腹部、上肢、下肢、背部、臀部。

额面：①婴儿仰卧，从婴儿前额中心处开始，用双手拇指指腹同时从前额中心向两侧推至太阳穴；②双手拇指指腹从婴儿下颌处沿着脸的轮廓往外推压，至耳垂处停止，画出一个微笑状。

头部：①一手托住宝宝头颈部，另一只手食指至小指四指并拢，由正中前发际线经过枕部至后发际线、颞骨至后发际线及耳后至发际线分别推摸（由内向外划大、中、小三个半圈）；②另一侧以同样方法进行。

胸部：①双手放在婴儿两侧肋缘，用右手食指和中指的指腹向婴儿的右斜上方滑向其右肩，复原；②另一侧以同样方法进行，抚触时应避开乳头。

腹部：右手四指（除拇指外）指腹自右上腹经左上腹滑向左下腹（动作要特别轻柔，不能离肚脐太近，在脐痂未脱落前建议不要做这个动作）。

上肢：①将宝宝两臂左右分开，掌心向上；②双手先捏住宝宝的一只胳膊，自上臂至手腕轻轻挤捏和搓揉；③用四指按摩宝宝手背，拇指从宝宝手掌心按摩至手指尖；④双手指腹置于宝宝掌根部，向每个指尖滑行，轻轻向上提拉；⑤以同样方法抚触对侧上肢。

下肢：①双手握住宝宝一侧下肢，从大腿根部至踝部轻轻挤捏和搓揉；②双手拇指指腹从脚跟交叉向脚趾方向推动，然后轻搓牵拉每个脚趾；

③以同样方法抚触对侧下肢。

背部:①宝宝取俯卧位,操作者双手拇指平放在宝宝脊柱两侧,其他四指并拢扶住宝宝身体;②拇指指腹分别由中央向两侧轻轻抚摸;③由上至下,用手掌自枕部至腰骶部按摩。

臀部:双手掌心轻柔宝宝臀部。

(5)包好尿布,穿衣。

(6)清理用物,洗手。

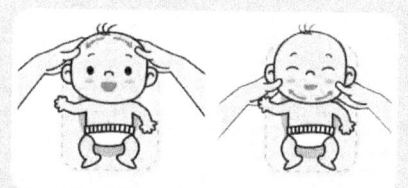
图 6-3　额面抚触

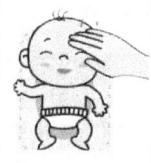
图 6-4　头部抚触

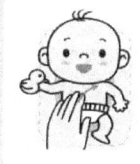
图 6-5　胸部抚触

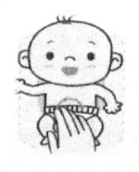
图 6-6　腹部抚触

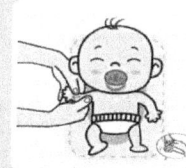
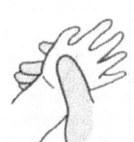
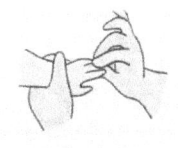
图 6-7　上肢抚触

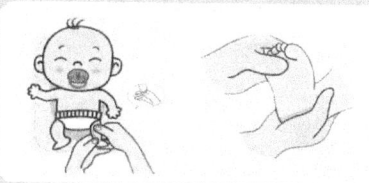
图 6-8　下肢抚触

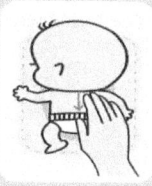
图 6-9　背部抚触

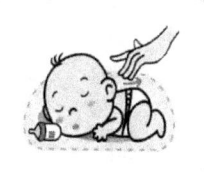
图 6-10　臀部抚触

三、注意事项

1 选好抚触时机

切忌在宝宝过饱、饥饿、疲劳的时候进行抚触，做抚触的最佳时间段是在两次喂奶之间或沐浴后。每日2～3次，每个动作重复4～6次，先从5分钟开始，然后延长到10～15分钟。当宝宝哭闹时，先要寻找原因，安抚宝宝，待其愉悦时再继续进行抚触。

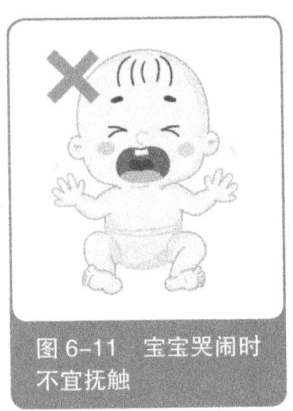

图6-11　宝宝哭闹时不宜抚触

2 做好抚触前准备

让室温保持在26～28℃，选择比较安静、光线不太刺眼的地方。选一首柔和的音乐，提前准备好毛巾、尿布、干净的衣物。育婴员双手保持温暖，开始前先温柔地和婴儿聊一会儿，然后再开始抚触。

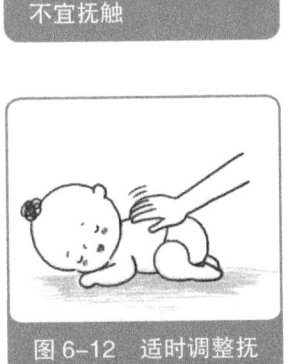

图6-12　适时调整抚触力度

3 适时调整抚触力度

根据婴儿的感受随时调整力度。一般来说，抚触后婴儿的皮肤若微微发红，则表示力度正好；如果婴儿的皮肤颜色不变，则说明力度不够；如果只做了两三下婴儿皮肤就变红，则说明力度过大。另外，随着婴儿年龄的增长，力度也应有一定的增加。

4 适时调整抚触内容

抚触内容要根据婴儿年龄需要而定，例如在婴儿长牙的时候，可以让他（她）仰面躺下，多帮他（她）按摩小脸；到了要爬的时候，可让他（她）

趴下，帮他（她）练习爬行；学习走路的时候，除了多给他（她）做些腿上的按摩，小脚丫也要多抚触。

5 时刻观察婴儿反应

抚触过程中注意观察婴儿的反应，如果出现哭闹、肌张力提高、兴奋性增高、肤色改变等，应暂停抚触，反应持续1分钟以上应停止抚触。

6 确保婴儿的安全

操作者双手捧起婴儿头部时，要注意其脊柱和颈部的安全。另外，千万不要把润肤油滴到婴儿眼睛里；新生儿的脐带还未脱落时，抚触时要避免碰到脐带；操作者要自如轻柔地转动婴儿的手腕、肘部和肩部等关节，不要在婴儿关节部位施加压力，以免引起疼痛甚至损伤。当婴儿生病、全身出现皮疹或脓疱疹时不宜进行抚触。

7 对操作者的要求

操作者要慈祥、和蔼、亲切、面带微笑，操作要细致、灵活、熟练而准确。这既是取得满意治疗效果的前提，也是预防保健的关键。

8 操作顺序与手法

一般是按照从上而下、自前而后的顺序进行操作，即先头面、胸腹，后上肢和下肢正面，最后腰背及下肢后面，亦可根据宝宝具体情况灵活掌握。对宝宝的抚触除了要持久有力、稳妥柔和、轻快均匀，还应根据宝宝脏腑娇嫩、肌肤柔嫩的特点，尽量使手法轻而不浮，柔中有刚，轻重适宜，用力均匀，每次按摩10分钟左右。

9 处于舒适位置

无论采用俯卧位还是仰卧位，都要让宝宝处于舒适的位置，躺的地方一定要用柔软的被褥等垫好。

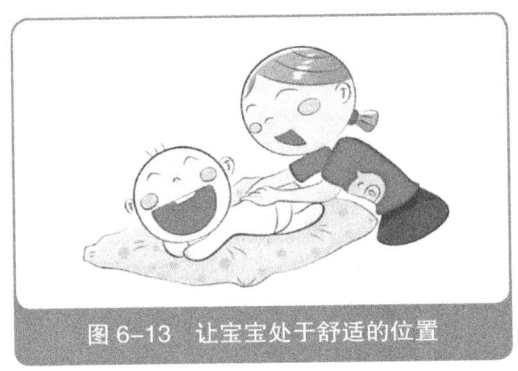

图6-13 让宝宝处于舒适的位置

10 注意保暖

注意保暖,按摩时只需露出正在按摩的部位,其余部位应遮盖保温,给宝宝按摩时应注意避风,以免受凉。

11 进食注意事项

宝宝进食后不宜推腹部,推后半小时也不宜进食,抚触结束后,应尽量让宝宝充分休息。

第三节 实施宝宝抚触问题解答

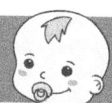

一、宝宝抚触时可能发生什么情况，怎么办？

宝宝抚触时最可能发生的情况是受凉感冒。

1 原因

（1）宝宝在抚触过程中脱掉了衣服，并且有人员进出，开关门频繁，环境温度过低导致婴儿受凉。

（2）宝宝抚触时间过长，抚触后未及时穿衣服。

（3）抚触后宝宝出汗较多，未及时擦干汗液。

2 措施

（1）如果因为受凉引起呕吐，暂不要给婴儿添加辅食，要让其胃肠道得到休息。

（2）及时保暖，为宝宝适度添加衣服，将宝宝包裹好，适度提高室温至28 ℃，避免宝宝再次受凉。

（3）如出现发热，应每30分钟给宝宝测量一次体温并记录。

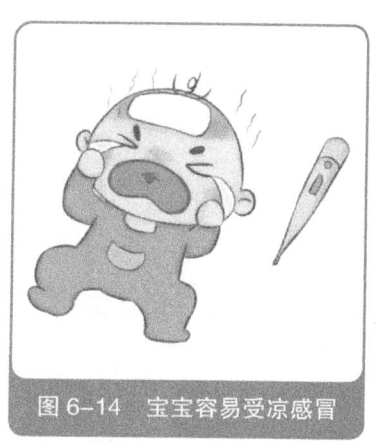

图6-14 宝宝容易受凉感冒

（4）让宝宝卧床休息，不要随便变动体位，否则容易引起其再次呕吐。

（5）情况严重时应立即就医。

3 预防

（1）婴儿抚触过程中，室温保持26～28℃，减少不必要的人员走动，切忌频繁开关门。

（2）把握抚触时间，如宝宝出汗较多，应及时为其擦干汗液，抚触结束后立即为其穿好衣服。

（3）抚触结束后给婴儿喝适量温开水，以补充水分。

二、婴儿抚触的最佳时机是什么时候？

1 新生宝宝

新生儿按摩手和脚的最佳时间是吃奶的时候，因为新生儿手和脚的抓握反射和吸吮反射是相伴随的。如果新生儿清醒时间比较少，也可以在其吃奶时按摩身体其他部位。

2 2～5月龄的婴儿

对于2～5月龄的婴儿，俯趴时是最佳的按摩时间，婴儿在玩玩具时也可以分部位对其进行局部抚触和按摩。

3 6月龄以上的婴儿

对于6月龄以上的婴儿，玩累时或入睡前是很好的抚触按摩时间。这个年龄阶段的婴儿不会乖乖地接受抚触，但大部分婴儿喜欢洗澡，可以在洗澡时多对其进行抚触和按摩。

第六章 新生儿抚触

三、什么是心理营养？

心理营养就是宝宝在成长过程中，为满足其心理需要、发展其健全人格、保持其心理健康而不断从内外环境中汲取的"营养成分"。也可以这样理解，心理营养的本质就是爱，就是来自亲人、家庭、社会的爱。

四、满足宝宝的心理营养有哪些方式？

1 和宝宝肌肤接触

和宝宝建立依恋关系最有效的一种方法，就是身体的亲近和肌肤的亲密接触，这会给宝宝和母亲都带来温暖和安全的感觉，例如新生儿抚触、袋鼠式护理就是家人和宝宝肌肤接触的最好方式。

2 和宝宝说话

宝宝很喜欢周围的人和他（她）说话，特别是能对母亲的声音快速做出反应，他（她）会把头转向声音的方向，扭动他（她）的小身体和踢踢他（她）的小腿，以此来表示他（她）很高兴。跟宝宝讲话、讲故事等能促进宝宝记忆力的发展，为日后语言发展奠定基础。

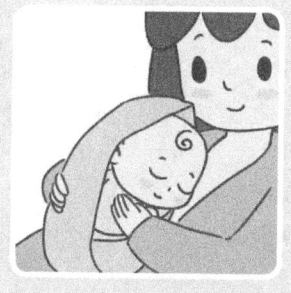
图 6-15 和宝宝肌肤接触

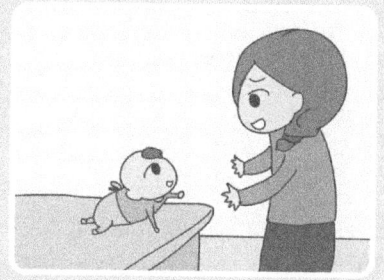
图 6-16 和宝宝说话

3 给予母婴培养感情的时间

建立母婴亲情要有一个过程,也许需要几个星期甚至几个月的时间,母亲和婴儿之间才能建立起亲密无间的情感纽带,特别是在母亲分娩不顺利或是新生儿经过了特别护理的情况下,母亲更需要有耐心,不可操之过急,家庭应多提供一些母亲和新生儿在一起的时间。

4 听音乐

舒缓的音乐能使人心情愉悦和放松,对于刚出生的宝宝,可以播放宝宝胎儿期熟悉的胎教音乐,让宝宝感觉到安全和放松,使其更容易入睡。

5 愉悦的情绪

母亲及家人愉悦的心情、充满爱意的笑脸、亲切的声音、温柔的动作都可以传递给宝宝,使其感到舒适与安全,以促进宝宝心理发展。

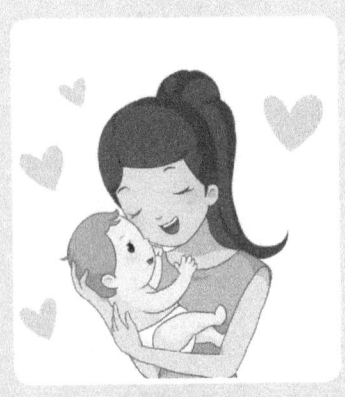

图 6-17　给予母婴培养感情的时间

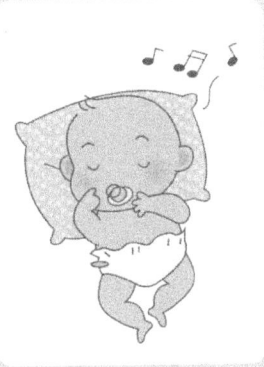

图 6-18　听音乐

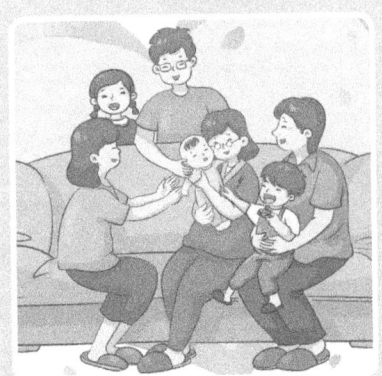

图 6-19　愉悦的情绪

附　录

附录一　洗手
附录二　宝宝奶具的清洁与消毒
附录三　家庭常用消毒剂
附录四　3岁以下婴幼儿健康养育照护指南（试行）

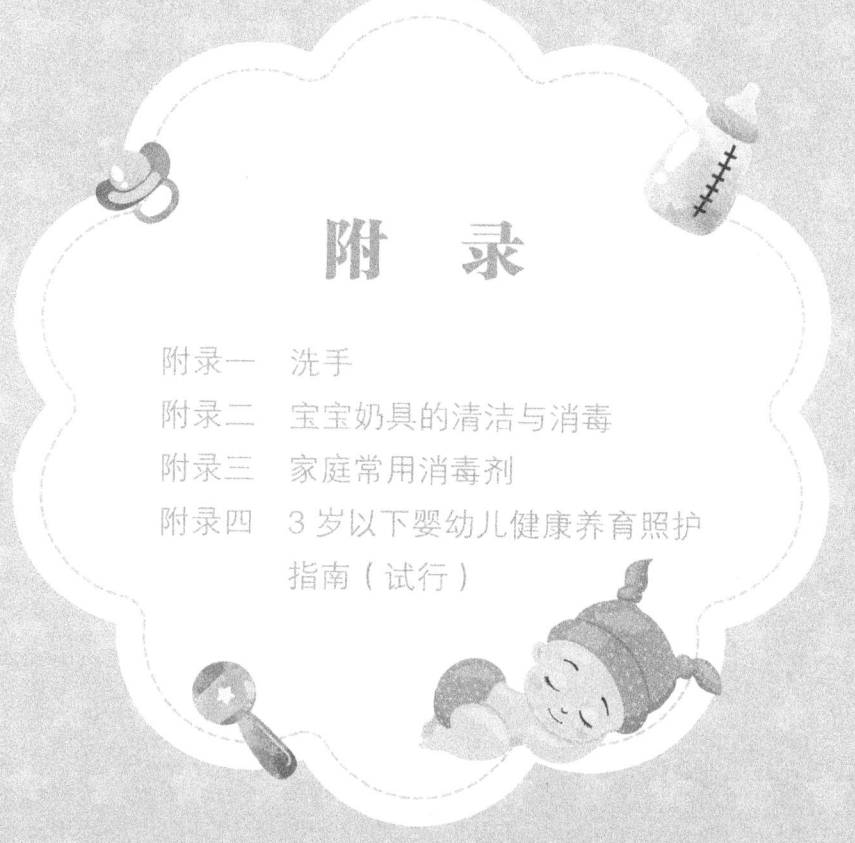

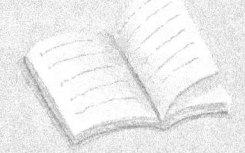

从陌生到精通：新生儿养护必读

附录一　洗手

洗手是预防疾病的重要方法之一。

一、哪些情况下应洗手

接触宝宝要洗手,做任何操作前要洗手。

饭前饭后要洗手,吃药之前要洗手。

上厕所前后要洗手,外出回家时要洗手。

喷嚏咳嗽后要洗手,摸口眼鼻前要洗手。

触摸宠物后要洗手,清洁卫生后要洗手。

接触钱币后要洗手,喂奶换尿布前后要洗手。

二、洗手的方法

正确的洗手方法必须包括以下几个步骤:

取

在洗手前应取掉手上首饰。因为首饰很可能会使手的局部形成一个藏污纳垢的死角,稍不注意就会使细菌"漏网"。

2 湿

先在水龙头下把手充分淋湿，淋湿的部位应包括手腕、手掌、手背和手指。

3 七步洗手法

接着使用七步洗手法，这可以有效减少手上细菌，预防传染病。七步洗手法的步骤可以总结为"内、外、夹、弓、立、大、腕"，一般每个步骤的洗手时间要大于15秒。

（1）内：指的是手的内面，即手掌，指的是两个手的手掌要对起来搓洗。

（2）外：指的是手的外面，即手背，在洗完内面后，两手的手背相互搓洗。

（3）夹：指的是两手的手指交叉搓洗，先手掌对手掌，让手指交叉洗，然后手掌和另一手的手背相对，手指交叉洗外手指缝。

（4）弓：两手的手指并紧，如弯弓一样紧扣在一起进行搓洗。

（5）立：一只手的手指尖在另一手心立起揉洗，然后再换另一只手继续此操作。

（6）大：指的是大拇指，分别用一只手紧握另一只手的大拇指进行搓洗。

（7）腕：即手腕，手洗完后要把两只手的手腕也要进行搓洗。

4 冲

双手须保持向下倾斜的姿势，以避免水逆流重新污染清洁的部位。双手捧水将水龙头冲洗干净，主要目的是清洗被手污染的水龙头开关，也可用擦手纸包着水龙头，再将其关闭，以免关水龙头时再次污染手。

擦

洗手后用纸巾擦干或烘干机烘干双手。

最好不要使用毛巾，因毛巾容易潜藏病菌，易使洗净的双手沾染病菌。若是用脏毛巾、脏手巾或是衣襟擦手会造成"二次污染"。

三、外出时清洁手的方法

外出时在没有自来水的情况下可选择以下方法清洁双手：

（1）酒精棉球涂一涂；（2）快速手消毒剂喷一喷；（3）消毒湿巾纸擦一擦；（4）必速净手消毒凝露抹一抹。

四、洗手的注意事项

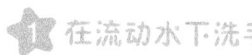 在流动水下洗手

洗手时应保证水量充足，最好是使用流动的水，这样才能保证彻底、干净地清洁双手。

❷ 不宜用盆装水洗手

不要使用脸盆内的存水洗手，因为脸盆内的存水属于非流动水，是细菌繁殖的温床，非流动水不仅不能有效清除手上的细菌，甚至还会传播致病微生物。

❸ 水温适宜

洗手的水温以 30～40 ℃为宜，合适的水温可提高去污力，并增加洗手的舒适感。

❹ 肥皂与洗手液的存放

使用固体肥皂时应保持其清洁干燥，因为潮湿的肥皂可为细菌提供良

好的繁殖条件。最好用线绳将肥皂悬挂起来或应用多孔的皂盒并悬隔起来，以避免肥皂积水。家庭使用的洗手液多放置于重复使用的洗手液密闭容器中，不宜在未用完的洗手液瓶中添加新的洗手液，每次用完后应先对容器加以彻底清洁再添加。

附录二 宝宝奶具的清洁与消毒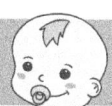

1 奶瓶

（1）清洁：将奶瓶各个部分和连接部件拆开，用清水或婴儿专用清洗剂清洗，奶嘴部位的螺纹小孔洞和奶瓶内部可用奶瓶刷仔细清洁。

（2）消毒：清洗干净后放入专门给宝宝消毒奶瓶用的器皿中，如果是玻璃奶瓶应放入冷水中，塑料奶瓶应在水烧开后再放入，水的深度以水淹没奶瓶为宜，等水开后煮沸10分钟左右即可。

（3）取出：消毒后使用干净镊子或者消毒过的筷子将奶瓶夹出，放入干净的大碗或盆中晾干备用。

2 奶嘴

（1）清洗：将奶嘴泡在温水中，用奶嘴刷刷洗其里、外面，然后冲洗干净。

（2）煮沸消毒：在水沸腾后，将奶嘴丢进沸水中煮2～3分钟即可。如果煮沸时间过长，那么奶嘴表面黏性会增加，出现细孔，这不但会加快奶嘴的老化，还易在细孔中残留病菌。

（3）蒸汽消毒：蒸汽消毒是安全有效的方法。用95～97℃的水蒸气蒸上12～15分钟即可杀死大部分致病菌，同时也不会破坏奶嘴材质，可以延长奶嘴的使用时间。

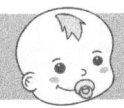

附录三　家庭常用消毒剂

家庭常用消毒剂有络合碘、酒精、高锰酸钾等。

一、络合碘

络合碘属中效消毒剂，可杀灭除细菌芽孢以外的各种病原微生物，包括分枝杆菌。只需1分钟，即可杀灭皮肤表面的细菌，达到消毒要求。

络合碘克服了碘酊和碘水溶液中的碘易升华、易黄染、刺激性强等缺点，具有性能稳定、不挥发、易溶于水、无黄染等优点，是适合家庭使用的理想消毒剂。

1 适用范围

适用于注射部位皮肤消毒；皮肤、黏膜、阴道黏膜、创伤创面和伤口的消毒；环境、餐具以及各种容器的消毒。在家庭或室外遇有意外擦伤、碰伤时，可解临时之难，也是儿童皮肤擦伤、碰伤后预防感染的最佳消毒液。

2 使用方法

常用的消毒方法有浸泡、擦拭等。

（1）浸泡法：将清洗、晾干后的物品浸没于装有络合碘溶液的容器中，浓度为1∶20，浸泡30分钟，取出用清水冲洗干净晾干备用。此方法可用于餐具、容器的消毒。

（2）擦拭法：擦拭被污染的物品或台面，浓度为1∶20。

3 注意事项

（1）本品为外用消毒剂，不得口服，不能与红汞同时使用，对碘过敏者慎用。

（2）碘伏消毒液对二价金属制品有腐蚀性，不宜做相应金属制品的消毒剂。

（3）本品应放置在儿童触摸不到的地方。存放在密闭、避光、阴凉通风处，于密封情况下保存。

（4）用后应加盖保存，以防有效碘挥发。

（5）本品有效期为24个月，使用时注意有效期。

二、酒精

酒精又称乙醇，属中效消毒剂，具有无毒、易挥发、不稳定等特点，对皮肤黏膜有刺激性，对金属无腐蚀性。

1 适用范围

适用于皮肤、环境表面及医疗器械的消毒等。

2 使用方法

通常能在药店中购买到的是75%酒精。家庭中的消毒常采用浸泡法和擦拭法。

（1）浸泡法：将待消毒的物品放入装有75%酒精溶液的容器中，加盖，一般浸泡10分钟以上，个别对其他消毒剂过敏者，可用75%的酒精溶液浸泡5分钟。该方法适用于耐湿的物品。

（2）擦拭法：常用75%酒精棉球或棉块擦拭，可用于皮肤、血压计、听诊器、体温表的消毒。

注意事项

酒精易燃，使用时忌明火。必须使用医用酒精，严禁使用工业酒精消毒和作为原材料配制消毒剂。酒精对皮肤黏膜有刺激性，因此不能接触破损的皮肤和黏膜。

三、高锰酸钾

高锰酸钾又名灰锰氧，俗称PP粉，它是黑紫色具有金属光泽的细小晶体。高锰酸钾易溶于水，溶液呈鲜艳的紫红色，高锰酸钾能使细菌微生物组织因氧化而被破坏，因而它具有杀菌消毒作用。

适用范围

可用于浴具、痰盂和碗筷、茶杯等餐具的消毒，也可用来浸泡清洗水果、蔬菜。0.1%的高锰酸钾溶液可用来洗涤伤口，另外还可用于皮肤、伤口及会阴部的清洁消毒。

使用方法

不同浓度的溶液，颜色的深浅不同，作用也不尽相同，可根据需要选择。

（1）深紫色溶液：浓度约0.3%，具有强烈的氧化性，杀菌能力较强，可用于消毒浴具、痰盂、餐具。

（2）紫红色溶液：浓度约0.05%，有止痒、消炎和防感染扩散的作用，可用于浸洗、防治足癣。

（3）玫瑰红色溶液：浓度约0.01%，使用最为广泛，可用来浸洗水果、蔬菜，如杨梅、樱桃只需用此浓度的溶液浸5分钟，再用凉开水冲洗干净，即可达到杀菌目的。在医疗上可用该浓度溶液浸洗黏膜部位，如痔疮、会阴部、术后伤口等，有防止感染、止痒止痛等效用。

（4）淡樱桃红溶液：浓度约0.002%，是极稀释的溶液，可用来漱口，防止口腔发炎和龋齿，有除臭消炎作用。

3 注意事项

（1）应根据不同的需求配制不同浓度的溶液，浓度过高会对皮肤黏膜和衣物产生腐蚀，配制时最好戴上手套保护皮肤，防止颗粒掉落在皮肤和衣物上。

（2）要现配现用。高锰酸钾在热水、沸水中易分解失效，故配制时最好用冷水，且随配随用，忌配后久放。放置时间长了，消毒效果会降低，当溶液变为棕黄色时，就完全失效了。

附录四 3岁以下婴幼儿健康养育照护指南（试行）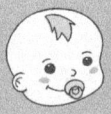

为贯彻落实《中共中央国务院关于优化生育政策促进人口长期均衡发展的决定》《国务院办公厅关于促进3岁以下婴幼儿照护服务发展的指导意见》（国办发〔2019〕15号）和《健康儿童行动提升计划（2021—2025年）》（国卫妇幼发〔2021〕33号），提升儿童健康水平，促进儿童早期发展，加强婴幼儿养育照护指导，强化医疗机构通过养育风险筛查与咨询指导、父母课堂、亲子活动、随访等形式，指导家庭养育人掌握科学育儿理念和知识，提高婴幼儿健康养育照护能力和水平，特制定本指南。

一、婴幼儿健康养育照护的重要意义

婴幼儿时期是儿童生长发育的关键时期，这一时期大脑和身体快速发育。为婴幼儿提供良好的养育照护和健康管理，有助于儿童在生理、心理和社会能力等方面得到全面发展，为儿童未来的健康成长奠定基础，并有助于预防成年期心脑血管病、糖尿病、抑郁症等多种疾病的发生。

儿童早期是生命全周期中人力资本投入产出比最高的时期，儿童早期的发展不仅决定了个体的健康状况与发展，也深刻影响着国家人力资源和社会经济发展。对婴幼儿进行良好的养育照护和健康管理是实现儿童早期

发展的重要举措。父母是婴幼儿养育照护和健康管理的第一责任人，儿童保健人员要强化对养育人养育照护的咨询指导。

二、婴幼儿健康养育照护的基本理念

理念是行动的先导，科学的养育照护理念是促进婴幼儿健康成长的重要保障。儿童保健人员要指导养育人充分认识健康养育照护的重要意义，树立科学的育儿理念，掌握科学育儿知识和技能。

（一）重视婴幼儿早期全面发展

0～3岁为婴幼儿期。婴幼儿早期发展是指儿童在这个时期生理、心理和社会能力方面得到全面发展，具体体现在儿童的体格、运动、认知、语言、情感和社会适应能力等各方面的发展。早期发展对婴幼儿的成长具有重要意义，养育人要关注婴幼儿的全面发展。

（二）遵循儿童生长发育规律和特点

养育照护中养育人要遵循婴幼儿生长发育的规律，尊重个体特点和差异，不盲目攀比，避免揠苗助长。要做好定期健康监测，及时关注婴幼儿生长发育异常表现，做到早发现、早诊断、早干预。

（三）给予儿童恰当积极的回应

养育人要了解各年龄段婴幼儿身心发展特点，在养育照护中应关注婴幼儿的表情、声音、动作和情绪等表现，理解其所发出的信号和表达的需求，及时给予恰当、积极的回应。

（四）培养儿童自主和自我调节能力

婴幼儿的自理能力和良好的行为习惯是在日常生活中逐步养成的。在保证安全的前提下，养育人要为婴幼儿提供自由玩耍的机会，鼓励儿童自由探索，引导婴幼儿发展解决问题的能力和创造力。养育人要帮助婴幼儿建立规律的生活作息，养成良好的生活习惯，逐渐培养其自理能力，不包办代替。养育人要帮助儿童识别自己和他人的情绪，适时建立合理规则，发展儿童的自我调节能力。

（五）注重亲子陪伴和交流玩耍

婴幼儿在与养育人的亲密相处中逐渐认识自我、建立自信、培养情感和拓展能力。养育人应充分参与对婴幼儿的养育照护，提供高质量的亲子陪伴与互动，共同感受成长的快乐，建立融洽的亲子关系。交流和玩耍是亲子陪伴的重要内容，也是养育照护中促进婴幼儿早期发展的核心措施。

（六）将早期学习融入养育照护全过程

在日常养育过程中，婴幼儿通过模仿、重复、尝试等，发展运动、认知、语言、情感和社会适应等各方面能力。养育人要将早期学习融入婴幼儿养育照护的每个环节，充分利用家庭和社会资源，为婴幼儿提供丰富的早期学习机会。

（七）努力创建良好的家庭环境

家庭是婴幼儿早期成长和发展的重要环境。要构建温馨、和睦的家庭氛围，给儿童展现快乐、积极的生活态度，培养积极、乐观的品格。同时，要为婴幼儿提供整洁、安全、有趣的活动空间，有适合其年龄的玩具、图书和生活用品。

（八）认真学习提高养育素养

养育人要学习婴幼儿生长发育知识，掌握养育照护和健康管理的各种技能和方法，不断提高科学育儿的能力，在养育的实践中，与儿童同步成长。

养育人的身心健康会影响养育照护过程，从而对儿童健康和发展产生重要影响。养育人应主动关注自身健康，保持健康生活方式，提高生活质量，定期体检,及时发现和缓解养育焦虑,保持身心健康。

三、婴幼儿健康养育照护咨询指导内容

(一)生长发育监测

⭐ 目的和意义

婴幼儿健康不仅表现为没有疾病或虚弱,还体现在身体、心理和社会功能的完好状态以及潜能的充分发展。监测婴幼儿体格生长、心理行为发育和社会适应能力发展,是保障和促进婴幼儿健康成长的重要手段。

指导养育人了解婴幼儿生长发育的特点,积极参加儿童定期健康检查,开展生长发育家庭监测,并及时发现问题,在医务人员指导下尽早干预,从而促进婴幼儿身心健康发展。

⭐ 指导要点

(1)定期健康检查

养育人应定期带婴幼儿接受国家基本公共卫生服务项目0~6岁儿童健康管理,1岁以内婴儿应当在出院后1周内、满月、3月龄、6月龄、8月龄和12月龄,1~3岁幼儿在18月龄、24月龄、30月龄和36月龄时监测其健康状况,及早发现消瘦、超重、肥胖、发育迟缓、贫血、维生素D缺乏佝偻病、眼病、听力障碍及龋病等健康问题,查找病因,及时干预。

(2)体格生长监测

指导养育人使用0~3岁儿童生长发育监测图(附图4-1、附图4-2)进行家庭自我监测。若儿童体重、身长(身高)等体格生长水平低于第3百分位或高于第97百分位,或者出现生长速度平缓或下降或突增,应及时就诊。

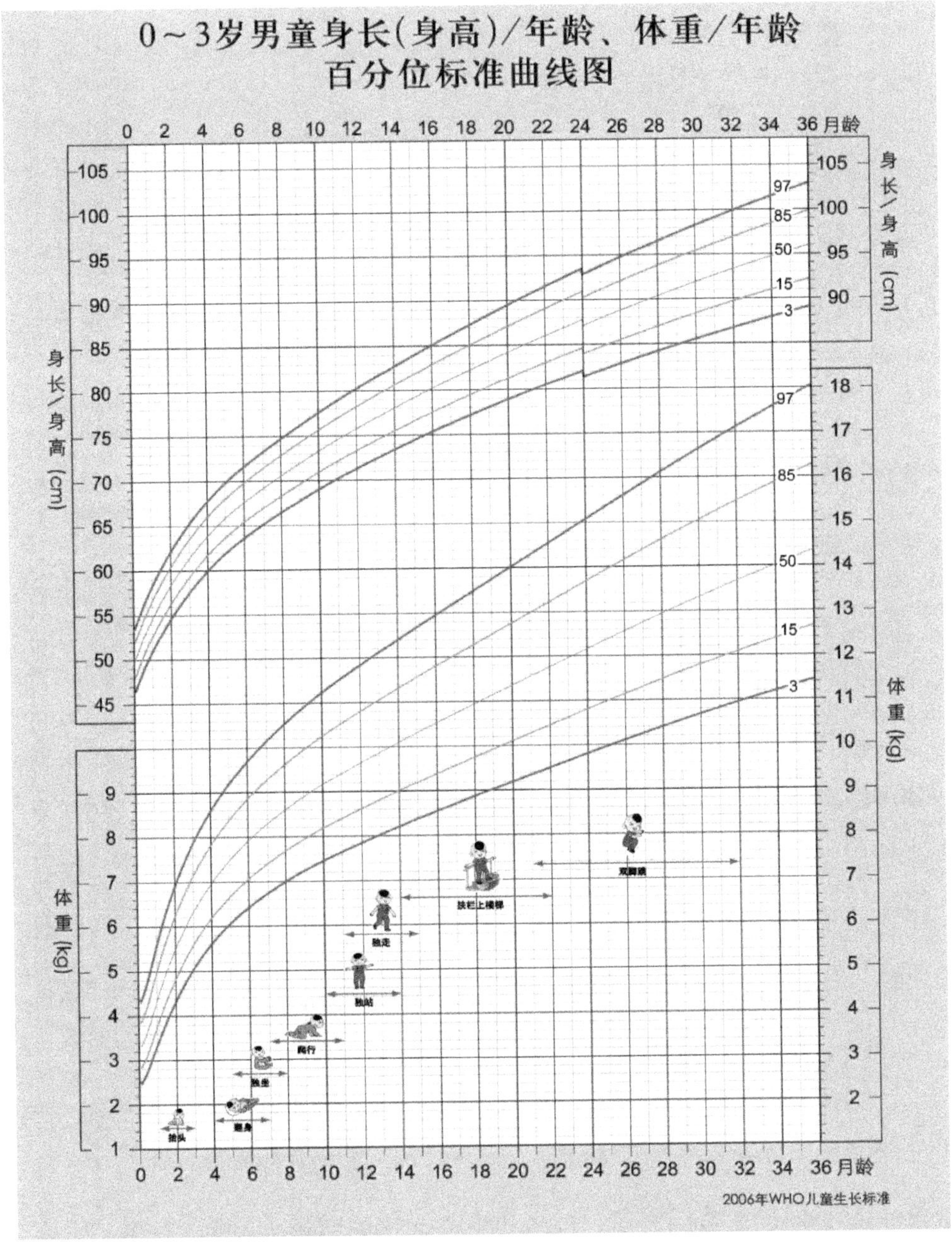

附图 4-1 0～3岁男童生长发育监测图

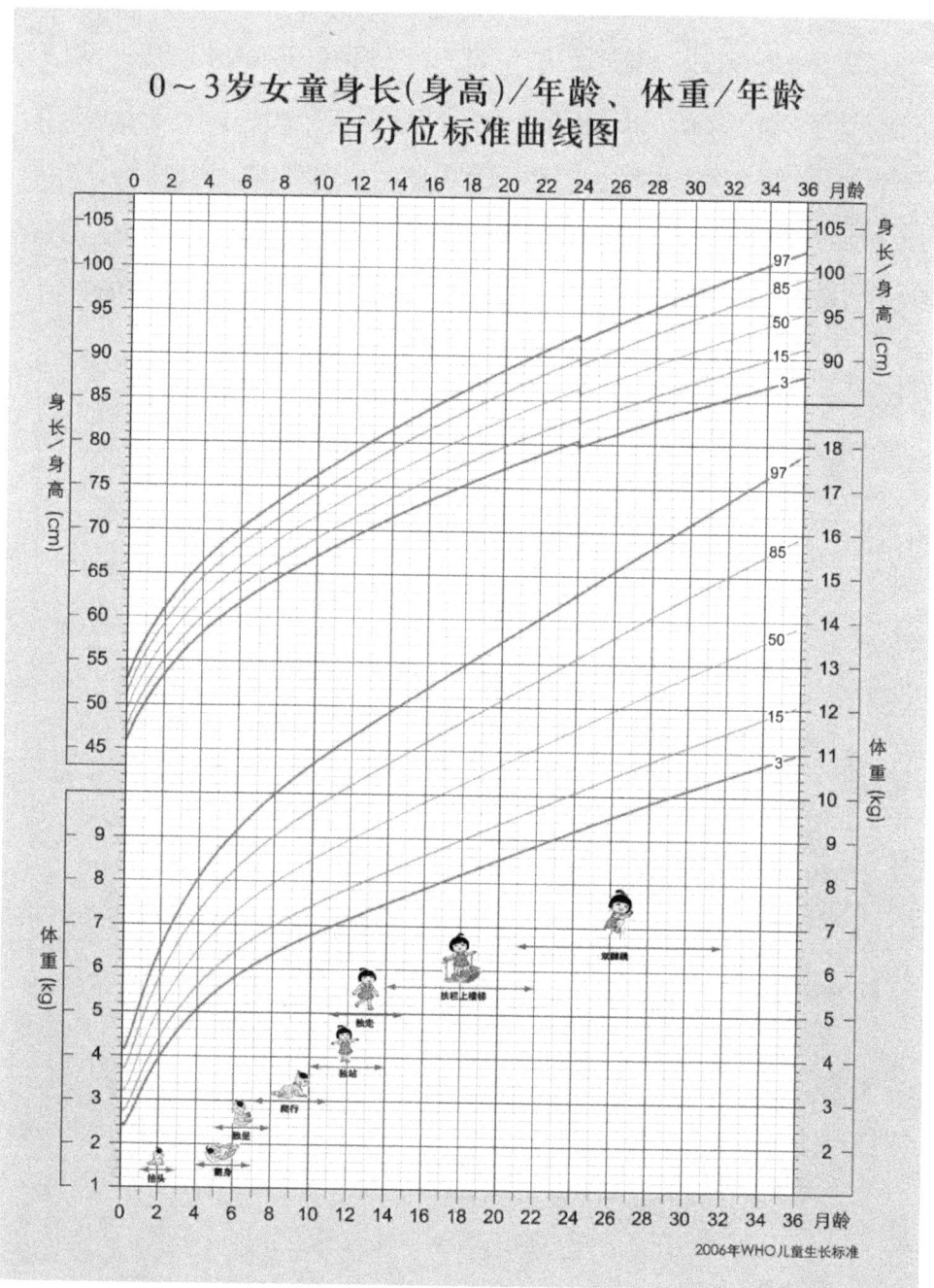

附图 4-2　0～3岁女童生长发育监测图

（3）心理行为发育监测

婴幼儿心理行为发育涉及感知、认知、大运动、精细动作、语言、社会适应与交往等多方面。指导养育人及时了解 0～3 岁婴幼儿的心理行为发育里程碑；在接受国家基本公共卫生服务项目 0～6 岁儿童健康检查时，积极配合进行"儿童心理行为发育问题预警征象"筛查（附表 4-1）等儿童心理行为发育检查，及时发现发育偏异的可能和风险，进行进一步评估和早期干预。

附表 4-1　儿童心理行为发育问题预警征象筛查表

年龄	预警征象		年龄	预警征象	
3月	对很大声音没有反应	□	6月	发音少，不会笑出声	□
	逗引时不发音或不会微笑	□		不会伸手抓物	□
	不注视人脸，不追视移动人或物品	□		紧握拳松不开	□
	俯卧时不会抬头	□		不能扶坐	□
8月	听到声音无应答	□	12月	呼唤名字无反应	□
	不会区分生人和熟人	□		不会模仿"再见"或"欢迎"动作	□
	双手间不会传递玩具	□		不会用拇食指对捏小物品	□
	不会独坐	□		不会扶物站立	□
18月	不会有意识叫"爸爸"或"妈妈"	□	24月	不会说 3 个物品的名称	□
	不会按要求指人或物	□		不会按吩咐做简单事情	□
	与人无目光交流	□		不会用勺吃饭	□
	不会独走	□		不会扶栏上楼梯/台阶	□
30月	不会说 2～3 个字的短语	□	36月	不会说自己的名字	□
	兴趣单一、刻板	□		不会玩"拿棍当马骑"等假想游戏	□
	不会示意大小便	□		不会模仿画圆	□
	不会跑	□		不会双脚跳	□
4岁	不会说带形容词的句子	□	5岁	不能简单叙说事情经过	□
	不能按要求等待或轮流	□		不知道自己的性别	□
	不会独立穿衣	□		不会用筷子吃饭	□
	不会单脚站立	□		不会单脚跳	□
6岁	不会表达自己的感受或想法	□			
	不会玩角色扮演的集体游戏	□			
	不会画方形	□			
	不会奔跑	□			

注：适用于 0～6 岁儿童。检查有无相应月龄的预警征象，发现相应情况在"□"内打"√"。该年龄段任何一条预警征象阳性，提示有发育偏异的可能。

(4)眼病的防控与家庭照护

指导养育人提高对视力不良和近视的防控意识,引导家庭定期主动接受儿童眼保健和视力检查服务,完成各年龄阶段的眼病筛查、视力和"远视储备量"的监测,以早期发现和治疗早产儿视网膜病变、先天性白内障、视网膜母细胞瘤等致盲性眼病,预防近视的发生。

日常养育照护中应保证婴幼儿充足睡眠、均衡膳食和户外活动时间,减少持续近距离用眼时间,保持婴幼儿眼部清洁卫生。2岁以内不建议观看或使用电子屏幕,2岁以上观看或使用电子屏幕时间每天累计不超过1小时,每次使用时间不超过20分钟。如婴幼儿出现以下症状应及时就诊:不能追视、对外界反应差;看东西时凑近、眯眼、皱眉、斜眼、歪头;瞳孔区发白、畏光、流泪、眼部发红或有脓性分泌物等。

(5)听力障碍的预防与家庭照护

指导家庭积极主动接受儿童耳及听力保健服务,注意观察儿童对声音的反应和语言发育的情况。日常养育中,应远离强声或持续噪声环境,避免儿童去有强工业噪声、娱乐性噪声的场所;避免儿童使用耳机;洗澡或游泳时防止呛水和耳部进水;不要自行清洁外耳道,避免损伤;避免头部、耳部外伤和外耳道异物;儿童罹患腮腺炎或脑膜炎后,应注意观察其听力变化。

如发现儿童有以下情形之一,应及时就诊,接受进一步评估:耳部及耳周皮肤异常;外耳道有分泌物或异常气味;有拍打或抓挠耳部的动作;有耳痒、耳痛、耳胀等症状;对声音反应迟钝,或有语言发育迟缓的表现;头常常往一侧歪,或对呼唤无回应。

(6)龋病的防控与家庭照护

婴幼儿萌出第一颗乳牙时就应开始清洁牙齿。养育人可根据月龄选用纱布、指套牙刷、儿童常规牙刷早晚为婴幼儿清洁牙齿。建议使用儿童含氟牙膏，牙膏使用量为米粒大小。每次进食后喂白开水或清洁口腔。尽量避免餐间摄入含糖饮食，饮水以白水为主。养育人不应将食物嚼碎后再喂给婴幼儿、不应与婴幼儿共用餐具，婴幼儿喂养器具应经常清洗消毒。

第一颗乳牙萌出到 12 月龄之间，进行第一次口腔检查和患龋风险评估，之后每 3～6 个月定期检查。对患龋中、低风险的婴幼儿，每年使用含氟涂料 2 次；对高风险的婴幼儿，每年使用 4 次。乳磨牙深窝沟可行窝沟封闭。一旦发现牙齿有颜色、质地及形态的改变建议及时就诊。

（二）营养与喂养

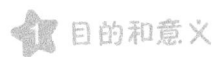 目的和意义

充足的营养和良好的喂养是促进婴幼儿体格生长、机体功能成熟及大脑发育的保障。养成良好的饮食习惯，是培养婴幼儿健康生活方式的重要内容，为成年期健康生活方式奠定基础。

指导养育人掌握母乳喂养、辅食添加、合理膳食、饮食行为等方面的基本知识和操作技能，为婴幼儿提供科学的营养喂养照护，预防儿童营养性疾病的发生，促进儿童健康成长。

指导要点

（1）母乳喂养

①母乳喂养优点。母乳含有丰富的营养素、免疫活性物质和水分，能够满足 0～6 个月婴儿生长发育所需的全部营养，有助于婴幼儿大脑发育，降低婴儿患感冒、肺炎、腹泻等疾病的风险，减少成年后肥胖、糖尿病、心脑血管疾病等慢性病的发生，增进亲子关系，还可以减少母亲产后出血、乳腺癌、卵巢癌的发病风险。

②母乳喂养方法。出生后尽早进行皮肤接触、早吸吮、早开奶。6个月内的婴儿提倡纯母乳喂养，不需要添加水和其他食物。做到母婴同室、按需哺乳，每日 8～10 次以上，使婴儿摄入足量乳汁。

③促进乳汁分泌的方法。婴儿充分地吸吮是促进乳汁分泌的最有效方法。母亲心情愉悦、睡眠充足、营养均衡也是促进泌乳的重要因素。若持续母乳不足，应在医生评估指导下处理。

④早产儿哺乳。母乳喂养是早产儿首选的喂养方式，提倡母亲亲自喂养和袋鼠式护理。对胎龄＜34 周、出生体重＜2000 克的早产儿或体重增长缓慢者，根据医生指导，在母乳中添加母乳强化剂。

（2）微量营养素的补充

①足月儿生后数日内开始，在医生指导下每天补充维生素 D 400 国际单位，促进生长发育。纯母乳喂养的足月儿或以母乳喂养为主的足月儿 4～6 月龄时可根据需要适当补铁，以预防缺铁性贫血的发生。

②早产或低出生体重儿一般生后数日内开始，在医生指导下，每天补充维生素 D 800～1000 国际单位，3 个月后改为每天 400 国际单位；出生后 2～4 周开始，按 2 毫克/（千克·天）补充铁元素，上述补充量包括配方奶及母乳强化剂中的含量。酌情补充钙、维生素 A 等营养素。

（3）辅食添加

①添加时间。婴儿 6 个月起应添加辅食，在合理添加辅食基础上，可继续母乳喂养至 2 岁及以上。早产儿在校正胎龄 4～6 月时应添加辅食。

②添加原则。每次只添加一种新的食物，由少量到多量、由一种到多种，引导婴儿逐步适应。从一种富含铁的泥糊状食物开始，逐渐增加食物种类，逐渐过渡到半固体或固体食物。每引入一种新的食物，适应 2～3 天后再

添加新的食物。

③辅食种类。制作辅食的食物包括谷薯类、豆类及坚果类、动物性食物（鱼、禽、肉及内脏）、蛋、含维生素A丰富的蔬果、其他蔬果、奶类及奶制品等7类。添加辅食种类每日不少于4种，并且至少应包括一种动物性食物、一种蔬菜和一种谷薯类食物。6～12月龄阶段的辅食添加对婴儿生长发育尤为重要，要特别注意添加的频次和种类。婴幼儿辅食添加频次、种类不足，将明显影响生长发育，导致贫血、低体重、生长迟缓、智力发育落后等健康问题。6～9月龄婴儿，每天需要添加辅食1～2次。9～12月龄婴儿，每天添加辅食增为2～3次。

④合理制作。婴幼儿辅食应单独制作，选用新鲜、优质、无污染的食材和清洁的水制作。烹调宜用蒸、煮、炖、煨等方式，食材要完全去除硬皮、骨、刺、核等，豆类或坚果要充分磨碎。1岁以内婴儿辅食应保持原味，不加盐、糖和调味品，1岁以后辅食要少盐、少糖。鼓励幼儿尝试多样化食物，避免食用经过腌制、卤制、烧烤的食物，以及重油、甜腻、辛辣刺激的重口味食物。

6～24月龄婴幼儿辅食添加要点详见附表4-2。

附表4-2　6～24月龄婴幼儿辅食添加要点

月龄	频次（每天）	母乳之外食物每餐平均进食量	食物质地（稠度/浓度）	食物种类
6个月之后（6月龄）开始添加辅食	继续母乳喂养 + 从1次开始添加泥糊状食物逐渐推进到2次	从尝一尝开始逐渐增加到2～3小勺	稠粥/肉泥/菜泥	辅食主要包括以下7类：1. 谷薯/主食类（稠粥、软饭、面条、土豆等） 2. 动物性食物（鱼、禽、肉及内脏） 3. 蛋类 4. 奶类和奶制品（以动物乳、酸奶、奶为主要原料的食物等） 5. 豆类和坚果制品（豆浆、豆腐、芝麻酱、花生酱等）
6～9月龄	继续母乳喂养 + 逐渐推进（半）固体食物摄入到1～2次	每餐2～3勺逐渐增加到1/2碗（250mL的碗）	稠粥/糊糊/捣烂/煮烂的家庭食物	

（续表）

月龄	频次（每天）	母乳之外食物每餐平均进食量	食物质地（稠度/浓度）	食物种类
9～12月龄	逐渐推进（半）固体食物摄入到2～3次 + 继续母乳喂养	1/2碗（250 mL的碗）	细细切碎的家庭食物/手指食物/条状食物	6. 富含维生素A的蔬菜和水果（南瓜、红心红薯、芒果等） 7. 其他蔬菜和水果（白菜、西蓝花、苹果、梨等） *添加辅食种类每日不少于4种，并且至少应包括一种动物性食物、一种蔬菜和一种谷薯类食物
12～24月龄	3次家庭食物进餐 + 2次加餐 + 继续母乳喂养	3/4碗到1整碗（250 mL的碗）	软烂的家庭食物	

（4）培养良好的饮食习惯

1岁以后幼儿逐步过渡到独立进食，养育人要为幼儿营造轻松愉快的进食环境，引导而不强迫幼儿进食。安排幼儿与家人一起就餐，并鼓励自主进食。关注幼儿发出的饥饿和饱足信号，及时做出回应。不以食物作为奖励和惩罚手段。幼儿进餐时不观看电视、手机等电子产品，每次进餐时间控制在20分钟左右，最长不宜超过30分钟，并逐渐养成定时进餐和良好的饮食习惯。

（三）交流与玩耍

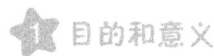 目的和意义

交流和玩耍是婴幼儿养育照护的重要内容，有利于构建良好的亲子依恋关系和伙伴关系，提升儿童体格生长和运动能力发育水平，促进心理行为和社会能力的发展。

指导养育人重视并掌握亲子交流与玩耍运动的知识与技能，充分利用家庭和社会资源，为儿童提供各种交流玩耍的机会，促进婴幼儿各种能力的协同发展。

指导要点

（1）亲子交流

①身体接触。养育人通过抚摸、拥抱等身体的亲密接触进行亲子交流，让婴幼儿感受到养育人的关爱，建立依恋，培养亲情。

②肢体语言。养育人通过眼神、表情、肢体动作等方式，表达对婴幼儿的关注、喜爱、鼓励和安慰，从而进一步增进亲子感情，促进亲子交流互动。

③语言交流。养育人尽早使用语言同婴幼儿进行交流，从简单的语音开始，逐渐提升到单词、短语，再到完整的语句。向婴幼儿描述周围的人、日常用品、活动和事物等，帮助孩子练习听和说，培养理解和表达能力；随着语言能力的提高，要经常为婴幼儿讲故事、读绘本、唱儿歌，多听多说，为婴幼儿提供丰富的语言环境。

（2）玩耍运动

①自由玩耍。养育人应利用室内和户外各种条件和场所，与婴幼儿一起进行不拘形式的自由玩耍。主动营造快乐的氛围，关注婴幼儿的好奇心，并通过陪伴、互动、示范等方式引导婴幼儿尝试不同的活动，激发探索的兴趣。

②亲子游戏。亲子互动游戏是婴幼儿最常见和重要的活动方式，如念儿歌、模仿动物叫声、和婴儿一起模仿打电话、听指令拿东西、躲猫猫、拍手游戏、叫名字、照镜子、指认身体部位等。根据婴幼儿的年龄和发育水平选择玩具，鼓励养育人利用日常用品或自制玩具进行游戏，如用空盒子玩垒高游戏。在亲子游戏中，注重婴幼儿认知、语言、情感及社会交往等能力的发展，提倡父亲参与。

③运动锻炼。顺应婴幼儿运动发育规律,充分利用室内外安全和开放的活动场地,提供爬、走、跑、跳等大动作,以及抓握、垒高、涂鸦等精细动作的练习机会。避免婴幼儿久坐超过1小时。幼儿每天身体活动时间至少3小时,其中户外活动时间至少2小时,遇到雾霾、高温等特殊天气宜酌情减少户外活动时间。

不同年龄段的婴幼儿亲子交流与玩耍运动要点详见附表4-3。

附表4-3 婴幼儿亲子交流与玩耍要点

0~1月龄	1~3月龄	3~6月龄	6~9月龄
交流:注视新生儿的眼睛,温柔地与他(她)说话,尤其是哺乳、照护的时候,让新生儿看养育人的脸,听养育人的声音。	交流:在喂奶时或孩子清醒时,对着他(她)笑,模仿他(她)的声音和他(她)说话交流。	交流:经常和孩子说话、逗笑,通过模仿他(她)的声音、表情和动作与他(她)交流。	交流:对孩子的声音和兴趣给予回应,叫他(她)名字观察反应,用布遮住脸玩"躲猫猫",和他(她)说看到的人或物品。
玩耍:让新生儿看、听,接触养育人,自由地活动四肢;轻轻地抚摸和怀抱他(她),与他(她)亲密皮肤接触会更好。	玩耍:让孩子看、听,接触养育人,自由地活动四肢;在床上、炕上帮助婴儿俯卧、抬头;慢慢移动彩色玩具或物品让他(她)看、触摸,可用红球、绳子串起的圆环做玩具。	玩耍:多让孩子俯卧、抬头,帮助他(她)翻身,让孩子伸手去够、抓握玩具,可用不同质地的,如布或塑料瓶做的玩具。	玩耍:让孩子练习坐,在床上、炕上翻滚,给他(她)提供一些干净、安全的家庭物品,让他(她)抓握、传递、敲打,可用杯子、勺子做玩具。

(续表)

9～12月龄	12～18月龄	18～24月龄	24～36月龄
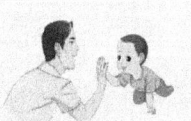		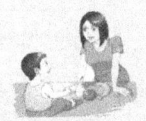	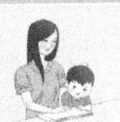
交流：教孩子认家中物品、人及身体部位，和孩子说话、唱歌、结合场景边说边做手势，如拍手"欢迎"、挥手"再见"。可用具有五官的娃娃作玩具。	交流：问孩子简单的问题，回应他（她）说的话。用简单的指令调动他（她）的活动，如"把杯子给我"；鼓励他（她）称呼周围的人，看物品和图片，说出名称。	交流：与孩子多说话，问他（她）问题并耐心等待他（她）的回答，用清晰、正确的发音回应他（她）说的话。带他（她）边看大自然、图画书和物品，边和他（她）交谈。	交流：与孩子一起看图画书，讲故事、说儿歌，尝试和他（她）讨论图画书的内容；教他（她）说自己的姓名、性别，教他（她）认识物品的形状、颜色、用途。
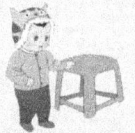	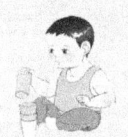		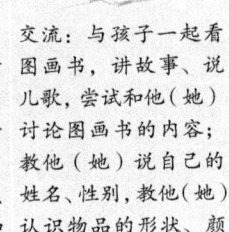
玩耍：鼓励孩子爬行、站立和扶走，让他（她）练习用拇食指捏小物品。把玩具放在布下面与孩子玩"藏猫猫"。	玩耍：鼓励孩子独自行走、蹲下和站起，握笔涂画，用套叠杯碗、饮料瓶玩堆叠游戏，或把物品放进容器再拿出来。	玩耍：多户外活动，鼓励孩子扶着支撑物上下台阶，玩扔球、踢球，练习翻书、拧开瓶盖。引导他（她）玩给娃娃喂饭等模仿性游戏。	玩耍：让孩子练习单脚站立、双脚蹦跳、踢球等，培养他（她）自己洗手、吃饭、扣扣子、穿鞋等生活自理能力；鼓励他（她）与小朋友玩"开火车""骑竹竿"等游戏。

（3）社交体验

①家庭活动。养育人要为婴幼儿提供快乐的家庭生活，包括日常的衣食住行和各种家庭活动。有计划地让幼儿参与力所能及的家务劳动，如练习整理自己的衣物、用品、玩具、书本等，提升生活技能和自理能力。通过走亲访友、家庭聚会、生日和节日活动等家庭活动，帮助婴幼儿学习和他人相处，获得丰富的生活体验。

②同伴交往。养育人应经常为婴幼儿创造与同龄伙伴交流和玩耍的机会。通过示范和引导，帮助幼儿发展关心、分享、合作等亲社会行为，对积极的行为给予及时肯定和赞赏。在与小朋友交往中，帮助幼儿学习简单

的行为规则。关注婴幼儿的情绪变化，通过抚摸、拥抱、柔和的语调等方式缓解其焦虑、恐惧、愤怒等不良情绪。

③社区活动。养育人应充分利用社区资源（公园、儿童活动中心、儿童游乐园、文体场所等），带儿童参观、游览、玩耍，接触大自然，获得丰富体验。

(四)生活照护指导

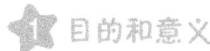 目的和意义

良好的日常生活照护是促进婴幼儿生长发育的基本保障，是养育人实践回应性照护的重要体现，也是建立亲子关系的重要纽带。

指导养育人重视对婴幼儿的生活照护，创设良好的居家环境，掌握日常护理和推拿保健技巧，培养婴幼儿健康的生活方式，养成良好的生活作息习惯。

指导要点

（1）居家环境

①家庭氛围。营造温馨、和谐、愉快的家庭氛围。在构建良好亲子关系的同时，也要构建良好的夫妻关系和亲友关系，家人之间应充分沟通，保持一致的养育观念和态度。正确处理家庭矛盾，避免对婴幼儿忽视，杜绝虐待婴幼儿和一切形式的家庭暴力。

②家庭设施。居家环境要整洁、舒适。提供适合婴幼儿年龄特点的用具，如餐具和水杯、儿童便器等。根据婴幼儿发育水平提供适当的玩具、图片和图书等。在合适位置张贴图案简洁、色彩鲜艳、富有童趣的挂图。

③儿童空间。家庭中设置相对固定和安全的婴幼儿活动区域，空间和设施要符合婴幼儿的特点和发育水平。

（2）日常护理

①衣着护理。为婴幼儿提供合格、舒适、清洁、安全的衣物。穿衣或换尿布时，注意观察婴幼儿的反应，通过表情、语言等给予回应和互动，逐步引导婴儿学会主动配合和自主穿衣。

②盥洗护理。重视婴幼儿个人卫生，经常为婴幼儿洗澡，且养育人应全程在场。借助唱儿歌、讲故事等方式为婴幼儿示范正确的洗手、洗脸、刷牙等盥洗方法，引导和鼓励幼儿自己动手。

③大小便护理。关注婴幼儿大小便前的动作和表情，掌握其时间规律，固定大小便场所，逐步培养幼儿表达大小便的方式，2岁后逐渐减少白天使用尿布的时间。

（3）推拿保健

指导养育人学会使用摩腹、捏脊等婴幼儿常见推拿保健方法，对婴幼儿进行日常推拿保健，增强婴幼儿体质。

（4）睡眠照护

①睡眠环境。卧室应安静、空气新鲜，室内温度20～25℃为宜。白天不必过度遮蔽光线，夜晚睡后熄灯。卧室不宜放置电视等视屏类产品。

②睡眠时间。保证婴幼儿的充足睡眠，每天总睡眠时间在婴儿期为12～17小时，幼儿期为10～14小时。婴幼儿夜间睡眠时间应达到8小时以上。

③入睡方式。培养婴幼儿自主入睡习惯，敏感识别婴幼儿睡眠信号，及时让其独立入睡，避免养成抱睡、摇睡、含乳头睡等不良入睡习惯。

（五）伤害预防

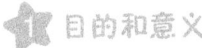目的和意义

预防伤害是养育人的基本责任，对婴幼儿一生的健康至关重要，也是

帮助婴幼儿养成安全意识和行为习惯的重要内容。

指导养育人树立预防婴幼儿伤害的意识，牢记婴幼儿不能离开养育人的视线范围，养成安全看护的行为习惯，提升环境安全水平，掌握常用急救技能，预防婴幼儿伤害发生。

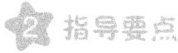 指导要点

（1）加强看护

①专心看护。看护婴幼儿时，不应同时使用手机等电子设备，不从事其他非必要活动。多人与婴幼儿一起时，应明确一人负责照护。

②近距离看护。与婴幼儿保持较近的距离。婴幼儿在水中或水边、高处、身边有动物等情况下，与婴幼儿保持伸手可及的距离。

③看护禁忌。不让婴幼儿处在无人看护的状态下，不与婴幼儿做不安全的游戏，不让未成年人看护婴幼儿。

④行为示范。养育人自身遵守安全规则，在日常看护中为幼儿做出安全示范，教会其识别伤害风险，提升幼儿的安全意识，帮助其建立安全行为习惯。

（2）营造安全环境

①清除隐患。随时排查和清除婴幼儿活动区域内的尖锐物品，可放入口、鼻、耳的小件物品或食物，破损玩具，不安全的运动娱乐设备和电器、药物、化学品等。

②隔离危险。楼梯、厨房应安装护栏、门栏，将药物、日用化学品、热物、刀具、电源、电器放置在婴幼儿无法接触到的固定位置，水池、沟渠要安装护栏，水桶、水盆、井等要加盖。

③使用安全产品。选择有安全质量认证的、适龄的玩具和儿童用品。

使用儿童安全座椅、家具防护角、窗户锁等安全相关产品。

（3）紧急处置

①心肺复苏。养育人应主动学习并掌握婴幼儿意识、呼吸、心跳的判断方法，不同年龄段婴幼儿心肺复苏方法。

②常见伤害处置。养育人应主动学习基本的院前止血、包扎、固定、搬运技术。学会用腹部冲击法、背部叩击法、胸部冲击法等，处置婴幼儿气道异物梗阻。掌握烧烫伤后用凉水冲洗、浸泡，安全去除伤处衣物，防止创面感染的现场处理方法。

③虐待暴力处置。注意观察婴幼儿，怀疑婴幼儿遭受虐待或暴力时，应及时寻求专业部门的援助，并向公安机关等部门报告。

（六）常见健康问题的防控及照护

定期接受健康检查、及时接种疫苗是预防婴幼儿常见健康问题的必要策略，也是婴幼儿健康成长的重要保障。

通过指导，使养育人了解、辨识婴幼儿常见健康问题，掌握相应的家庭护理技能。

2 指导要点

（1）高危儿家庭护理

对存在健康风险因素的高危儿，如早产儿、出生低体重儿、有出生并发症的新生儿等，要指导养育人及时就诊，在医生指导下进行家庭干预和护理。

（2）营养性疾病的防控

①缺铁性贫血。婴儿6月龄起，要及时添加富含铁的食物，以预防缺